ORTHOPÄDISCHE KLINIK.

MITTHEILUNGEN

AUS DER PRAXIS DER

GYMNASTISCH-ORTHOPÄDISCHEN HEILANSTALT

ZU

LEIPZIG.

Von

Dr. med. C. H. SCHILDBACH,

INHABER UND LEITER DER GENANNTEN ANSTALT,
PRIVATDOCENT AN DER UNIVERSITÄT LEIPZIG.

LEIPZIG,
VERLAG VON VEIT & COMP.
1877.

Druck von Metzger & Wittig in Leipzig.

Inhalts-Verzeichnis.

Vorrede.

Im Jahr 1861 habe ich mit Schreber einen ersten, im Jahr 1864 ich allein einen zweiten Bericht über meine Anstalt herausgegeben, seitdem aber nur einige statistische Angaben über dieselbe im hiesigen Tageblatt veröffentlicht. Denn nachdem meine Erfahrungen gewachsen waren, meine Anschauungen an Klarheit und meine Verfahrungsweisen an Durchbildung gewonnen hatten, hielt ich es für meine Pflicht, mit gründlicheren und abgerundeteren Arbeiten hervorzutreten, als es jene Berichte sein konnten. So entstand meine Schrift: „Die Skoliose. Anleitung zur Beurtheilung und Behandlung der Rückgratsverkrümmungen für praktische Aerzte. Leipzig 1872." Die vorliegende Schrift hat wieder mehr die Form eines Berichtes, giebt aber neben den kurzen statistischen Mittheilungen über die 18 Jahre meiner hiesigen Thätigkeit vorzugsweise eine Darstellung meiner therapeutischen Verfahrungsweisen, wie sie sich im Laufe der Jahre allmälig ausgebildet haben. Ich hoffe damit den praktischen Aerzten nützlich zu sein und auch den speciellen Fachgenossen manches Neue zu bieten. Wenn diese Darstellung den Eindruck einer sehr ungleichen Ausführung macht, so möge mir das nicht als Nachlässigkeit oder Willkühr ausgelegt werden. Ich habe mich bemüht, nur das zu bringen, was mir eigenthümlich oder was wenigstens nicht allgemein bekannt und gebräuchlich ist. Solches habe ich ausführlich behandelt, mich aber da, wo ich auf meine Schrift über die Skoliose verweisen konnte oder wo ich allgemein geläufige Dinge nur zu wiederholen gehabt hätte, möglichst kurz gefasst. Um so mehr glaube ich hoffen zu dürfen, dass die Blätter Leser und die orthopädischen Kranken überall Helfer finden.

Leipzig, den 24. Mai 1877.

Dr. Schildbach.

Einleitung.

Mittheilungen über meine gymnastisch-orthopädische Heilanstalt.

Die gymnastisch-orthopädische Heilanstalt zu Leipzig, über welche die nachfolgenden Blätter zu berichten haben, ist dieselbe, welche im Jahr 1829 von Carus gegründet worden ist. Als dieser 1844 als Professor nach Dorpat ging, übernahm Schreber die Anstalt, die sich damals in dem kleinen Haus in der Schlossgasse befand, welches kürzlich durch den Neubau 13b ersetzt worden ist. Schreber betrieb die Anstalt während der ersten Jahre in dem Hause Königsstrasse 22, baute sich aber bald auf der Zeitzer Strasse ein eignes Haus, welches er eigens für die Zwecke der Anstalt vortrefflich anlegte und einrichtete und mit ihr im Juni 1847 bezog. In diesem Hause befindet sich die Anstalt noch jetzt. Dass dieselbe auf ein bald funfzigjähriges Bestehen überhaupt und auf eine nun dreissigjährige gedeihliche Wirksamkeit in denselben Räumen zurückblicken kann, verdankt sie gewiss nicht zum geringsten Theil der hohen freien Lage des Hauses, seinen weiten lichten Wohn- und Vorräumen und seinem herrlichen, grossen Turnsaal. Die hauptsächlichsten Pensionsräume liegen auf der Südseite, die übrigen Zimmer sind meist nach Ost oder Süd, einige nach West gerichtet.

Im erhöhten Kellergeschoss befindet sich ein Regen- und Duschbad zur Benutzung des Pensionats.

Im zweiten Stockwerk dient ein geräumiges Zimmer den weiblichen Pfleglingen zum gemeinsamen Aufenthalt. In dem daneben befindlichen grossen Schlafsaale schlafen die jüngeren Pensionärinnen mit der Vorsteherin des Pensionats; in drei andre Zimmer sind die grössern Mädchen zu 3 bis 4 vertheilt, während in einem vierten Zimmer einige Seitenzugbetten von solchen benutzt werden, welche in der Anstalt volle Cur haben, aber nicht wohnen. Die Schlafräume sind mit Ventilations-Vorrichtung versehen.

Die Räume des dritten Stockwerks dienen theils als Wohnung für mich und meine Familie, theils zum Unterbringen von männlichen

Pensionären, theils als Separatzimmer für erwachsene Pensionäre oder für solche mit Begleitung, gelegentlich auch vorübergehend als Krankenzimmer. Ist keines dieser Zimmer frei, so pflegen wir erkrankten Pensionärinnen eines unserer Wohnzimmer einzuräumen, so lange es nöthig ist. Der grosse Vorsaal wird als allgemeines Speisezimmer, an Wintersonntagen und bei besondern festlichen Gelegenheiten auch zu gemeinsamen Spielen und andern Vergnügungen benutzt.

Das Haus ist westlich und südlich von Gärten umgeben, deren einer zu der Anstalt gehört.

Die Lebensweise ist so eingerichtet, dass die Pfleglinge nicht nur den Anforderungen der Cur entsprechen lernen, sondern noch an Kraft und Gesundheit zunehmen.

Es wird besonderes Gewicht darauf gelegt, nur Nahrungsmittel von möglichst guter Beschaffenheit zu verwenden und dieselben gut und schmackhaft zu bereiten. Die Hauptmahlzeiten bestehen in Suppe und Gabelfrühstück um $12^3/_4$ und Mittagessen um $5^1/_2$ Uhr. Dabei wird Bier — Sonntags Wein — gegeben.

Da die Cur in den meisten Fällen ziemlich die Hälfte des Arbeitstages in Anspruch nimmt, so ist schon auf diese Weise dafür gesorgt, dass nicht mehr als täglich 3 bis höchstens 4 Stunden auf Schule und Unterricht verwendet werden können. Wo die Umstände es fordern, wird auch dieses Mass noch beschränkt. Andrerseits wird durch die täglich mehrfachen Turnstunden und, wenn Witterung und Jahreszeit es gestatten, durch tägliche Spaziergänge oder Aufenthalt in dem neben dem Hause befindlichen Garten dem Körper zu seinem Rechte verholfen.

Wenn auch streng auf Pünktlichkeit und Beachtung der häuslichen Ordnung sowie persönlicher Anordnungen gehalten werden muss, so ist doch in meiner Anstalt das individuelle Leben und Gebahren weniger beschränkt, als es in den meisten Erziehungs-Pensionaten der Fall ist. Meine Curmethode, welche wesentlich auf die Selbstthätigkeit des Patienten Anspruch macht, kann mit solchen Kindern, welche Antrieb und Lenkung stets von aussen erwarten, keine erfreulichen Erfolge erzielen. So nothwendig es allerdings ist, dass das Kind sich zusammen nehmen kann, wenn es einen Befehl empfängt, so wichtig ist es andrerseits nicht nur für meine besondern Zwecke, sondern für die ganze Charakterbildung, dass Pflichttreue und Gewissenhaftigkeit das Handeln beeinflussen auch fern von Lenkung oder Strafe. Auch ist gewöhnlich vor dem Eintritt des Patienten in die Anstalt im Ermahnen und Erinnern eher zu viel als zu wenig geschehen, so dass die Kinder, die doch gar nicht wissen, wo es ihnen fehlt und wie sie sich corrigiren sollen, verdriesslich werden und auf das unaufhörliche Commandiren und Zanken gar nicht mehr hören. Ich finde, dass ich viel mehr erreiche, wenn ich ein Mal meinen Willen gründlich durchsetze und dann das Kind möglichst in Ruhe lasse. Freilich muss man keinen Rückgang zulassen, vielmehr das Erreichte zunächst festhalten. Bei den Uebungen dehne ich meine Anordnungen auch auf scheinbare Nebensachen aus, denn nur durch Gewöhnung an saubere, correcte Ausführung einer Aufgabe in ihrer ganzen Ausdehnung erzieht man die Aufmerksamkeit auf sich selbst, welche zum Gelingen einer orthopädischen Cur gewöhnlich nothwendig ist.

Von dem Gründer der Anstalt, Carus, wurde zwar Gymnastik getrieben, jedoch das Hauptgewicht anfangs mehr auf die mechanische, als auf die gymnastische Behandlung gelegt. Schreber dagegen, selbst ein vorzüglicher Turner, bemühte sich, eine specifische Gymnastik auszubilden und muss als der erste Schöpfer einer wissenschaftlichen Heilgymnastik auf Grund der deutschen Turnkunst angesehen werden. (Vgl. seine Kinesiatrik", Leipzig 1852 und seine „Aerztliche Zimmergymnastik", in 1. Aufl. Leipzig 1855.) Leider konnte er seine hervorragende Begabung und sein edles, hohes Streben nicht in dem Masse zu Gunsten der Orthopädie und seiner Anstalt geltend machen, wie es seinen eignen Wünschen entsprach. Während der letzten zehn Jahre seines Lebens häufig durch Leiden in der gewohnten Thätigkeit unterbrochen, hatte er sich entschliessen müssen, die specielle Leitung des Pensionats fremden Händen zu übergeben. Was er auf diese Weise erreichte, konnte ihn nicht auf die Dauer befriedigen, und so bot er im Herbst 1858 seine Anstalt mir zum Kauf an.

Nachdem ich dieselbe am 1. Mai 1859 übernommen, hatte ich noch einige Jahre das Glück, Schreber als Freund und Rathgeber zur Seite zu haben, bis ihn am 10. November 1861 ein verhältnismässig früher Tod der Menschheit entriss, zu deren Hebung und Beglückung er so vortrefflich und segensreich gewirkt hat, und die seinen Namen noch lange dankbar nennen wird.

Nach einem so hoch angesehenen Vorgänger bedurfte es für mich einiger Jahre, bis ich meinen Namen nur einigermaassen bekannt machen und zur Geltung bringen konnte. Erst vom Jahre 1865 an zeigt der Bestand im Pensionat ein ziemlich stetiges, nur durch die Kriegsjahre unterbrochenes Anwachsen. Glücklicherweise erlaubten es die Umstände, dass ich die anfangs sehr wenigen Räume allmälig dem Bedürfnis entsprechend vermehren konnte.

Von Epidemien ist das Pensionat ziemlich verschont geblieben. Acute Hautkrankheiten kamen zwar vor, gelangten aber in Folge sofortiger Abschliessung des oder der Erkrankten nicht zu weiterer Ausbreitung. Nur eine kleine Typhus-Epidemie hatte ich im Jahre 1866 durchzumachen, deren Ursache ich in einer wahrscheinlich vorgekommenen Verunreinigung des Brunnenwassers — die dann sofort unmöglich gemacht wurde und seitdem durch die städtische Wasserleitung überhaupt ausgeschlossen ist — suchen zu müssen glaubte. Die erste Erkrankung betraf meine Frau; und sie war die einzige der Erkrankten, welche mir ein halbes Jahr später durch eine während des Typhus entstandene Lungen-Tuberkulose entrissen wurde. — Als die im Spätsommer desselben Jahres in Leipzig herrschende Cholera-Epidemie eine gefahrdrohende Höhe erreichte, schickte ich die meisten der noch anwesenden Pensionäre in ihre Heimath und brachte die übrigen drei, welche theils durch weite Entfernung ihrer Heimath, theils durch den Krieg an der Heimreise verhindert waren, nach dem Erzgebirge in Sicherheit.

Eine Pensionärin habe ich durch den Tod verloren, ein kleines Mädchen, welches, an Wirbelentzündung leidend, aus Süd-Russland in höchst herabgekommenem Zustande mir zugeführt wurde. Da sie die weite Rückreise jedenfalls nicht ausgehalten hätte und hier ein anderes Unterkommen für sie nicht zur Verfügung stand, so war ich gegen meinen sonstigen Brauch genöthigt, sie bei mir zu behalten. Nachdem sie sich allmälig sehr erholt und den krankhaften Prozess scheinbar überstanden hatte, bekam sie Zeichen eines Rückfalls, so dass ich ihr wieder anhaltendes Liegen verordnete. Plötzlich traten Erscheinungen auf, welche mich den Durchbruch eines Abscesses nach der Pleura-Höhle vermuthen liessen, und nach wenigen Stunden trat der Tod ein.

In den ersten Jahren leitete ich mit meiner Frau das Institut allein, nur zeitweilig in einigen Turnstunden von einer Gehilfin unterstützt. Seit 1861 aber wird das Mädchen-Pensionat von einer besonderen Vorsteherin geleitet, welche auch in den Uebungsstunden anweisend behilflich ist. Seit ich nach und nach immer mehr Manipulationen eingeführt hatte, war ich genöthigt, mich in den Stunden ausserdem von einem Gehilfen unterstützen zu lassen. Vom Januar 1862 an stand mir 12 Jahre lang mit Gewissenhaftigkeit, technischem Geschick und treuer Anhänglichkeit der ehemalige Turnlehrer Ackermann zur Seite, bis ihn 1874 der Tod ereilte. Schon vor seinem Tode, im Sommer 1873, war ich durch seine Kränklichkeit genöthigt, mich nach einem zweiten Gehilfen umzusehen, und fand endlich einen solchen in Herrn Brehme, einem Zögling der Militär-Abtheilung der Berliner Central-Turnanstalt, der mich seitdem mit besonderer Begabung und gewissenhafter Pflichttreue in allen Stunden, auch in denen der Universitäts-Poliklinik, unterstützt.

Dabei fehle ich selbst aber in keiner Stunde, und in denen für das weibliche Geschlecht ist stets auch meine Frau mit thätig.

Bei der Entscheidung über Aufnahme neuer Pfleglinge in mein Pensionat haben mich immer nur zwei Rücksichten geleitet: auf den Aufzunehmenden und auf die bereits Aufgenommenen. Jenem muss durch den Aufenthalt in der Anstalt Nutzen in Aussicht stehen, und zwar in einer Weise oder einem Grade, wie er ausserhalb der Anstalt nicht erlangt werden könnte und wie er zu den von der Familie des Aufzunehmenden oder diesem selbst zu bringenden Opfern im Verhältnis steht. — Ferner habe ich immer die Ansicht festgehalten, dass ein orthopädisches Pensionat nicht ein Krankenhaus, sondern eine erweiterte Familie sein soll. Darum pflege ich solche Patienten nicht aufzunehmen — so weit sich das ohne wesentliche Benachtheiligung des Betreffenden durchführen lässt — welche am gemeinsamen Leben nicht theilnehmen können oder welche vielleicht gar durch schweres Leiden, durch die erforderliche Art ihrer Behandlung u. dergl. m. auf die Gemüther der Uebrigen herabstimmend einwirken. Nur durch ein heiteres, munteres Zusammenleben, durch die Uebereinstimmung des Schicksals, durch die Gemeinsamkeit in dem Inhalt und den Aufgaben des gegenwärtigen Daseins lässt es sich erreichen, dass die Trennung von der Familie, die kleinen Unannehmlichkeiten der Cur und die in vielen Fällen doch etwas getrübten Lebensaussichten weniger zum Bewusstsein kommen und leichter ertragen werden. Ich bin in dieser Auffassungs- und Handlungsweise durch die Erfahrung immer mehr bestärkt worden, dass meine Pflegekinder niemals ernstlich am Heimweh gelitten, sich vielmehr — mit ganz vereinzelten Ausnahmen — schnell in ihre hiesige Umgebung eingelebt und sich hier dauernd wohl befunden haben, sowie später gern und mit treuer Anhänglichkeit an uns und die Zeit ihres Aufenthaltes in der Anstalt zurückdenken.

Zu diesem Erfolge trägt, wie ich glaube, auch die Art und Weise meiner Cur wesentlich bei. Vor Allem wirkt es wohlthätig auf das Selbstgefühl der Patienten ein und erweckt eine gewisse Hoffnungsfreudigkeit, dass sie sich nicht blos, wie bei der reinen Maschinenbehandlung, leidend zu verhalten, sondern selbstthätig sich vorwärts zu bringen haben. Sodann fühlen sie gewöhnlich bald eine Zunahme ihres Wohlbefindens und ihrer Kraft. Endlich hat das deutsche Turnen im Gegensatz zu der schwedischen Gymnastik die gute Eigenschaft, dass es Interesse und Eifer erweckt, daher die Uebungsstunden nicht als eine lästige Pflicht, sondern als ein Vergnügen betrachtet werden. Ausserdem möchte ich annehmen, dass die Mühe, die wir selbst durch Hilfen und Manipulationen uns mit den Patienten geben, zur Belebung ihrer Hoffnung und ihrer Selbstthätigkeit beiträgt.

Schon seit den ersten Jahren meiner hiesigen Thätigkeit bin ich nicht selten von Solchen, welche sich mit der Ausübung der Orthopädie oder Heilgymnastik beschäftigen wollten, — theils waren es Collegen, theils Turnlehrer, theils Damen — um Unterweisung in meiner Methode angegangen worden. Ich habe solchem Ansuchen stets nach Kräften zu entsprechen mich bemüht — allerdings meist unter erschwerenden Umständen, welche einerseits in der Beschränktheit der für die Betreffenden sowohl als für mich verfügbaren Zeit, andererseits in den nothwendigen Rücksichten lagen, die ich auf meine Patienten zu nehmen hatte. Immerhin existirt eine Anzahl von Ausübenden meiner Specialität, welche ich gewissermaassen als meine Schüler oder Schülerinnen — wenn ich mich so ausdrücken darf — betrachten kann. Jetzt ist zu solcher Unterweisung durch meine Universitäts-Poliklinik bessere Gelegenheit gegeben.

Statistik der Anstalt.

In den nachfolgenden Zahlen sind diejenigen Fälle weggelassen, welche nicht in das Bereich der Orthopädie gehören.

1. Zugang.

a) Es kamen neu in Behandlung oder zur Berathung:

vom 1. Mai 1859 bis 30. April 1860: 69 Personen;
„ „ „ 1860 „ „ „ 1861: 76 „
„ „ „ 1861 „ „ „ 1862: 119 „
„ „ „ 1862 „ „ „ 1863: 140 „
„ „ „ 1863 „ „ „ 1864: 144 „
„ „ „ 1864 „ „ „ 1865: 147 „
„ „ „ 1865 „ „ „ 1866: 161 „
„ „ „ 1866 „ „ „ 1867: 144 „
„ „ „ 1867 „ „ „ 1868: 152 „
„ „ „ 1868 „ „ „ 1869: 205 „
„ „ „ 1869 „ „ „ 1870: 198 „
„ „ „ 1870 „ „ „ 1871: 214 „
„ „ „ 1871 „ „ „ 1872: 237 „
„ „ „ 1872 „ „ „ 1873: 196 „
„ „ „ 1873 „ „ „ 1874: 271 „
„ „ „ 1874 „ „ „ 1875: 223 „
„ „ „ 1875 „ „ „ 1876: 250 „
„ „ „ 1876 „ „ „ 1877: 265 „

b) Zur Behandlung in der Anstalt traten ein:

	Mai	Juni	Juli	August	September	October	November	December	Januar	Februar	März	April	Summe
1859/60*)	12	5	5	10	4	3	7	1	1	0	1	4	53
1860/1	4	8	3	5	4	5	2	5	6	5	4	11	62
1861/2	3	6	5	9	6	6	5	8	2	8	6	6	70
1862/3	9	8	9	4	3	12	10	4	11	11	8	9	98
1863/4	8	11	11	8	6	15	7	3	5	0	5	14	93
1864/5	8	7	8	4	6	7	3	2	2	2	3	5	57
1865/6	10	3	4	6	2	6	6	3	10	4	2	14	70
1866/7	20	10	3	3	1	4	12	3	7	4	6	10	83
1867/8	7	10	7	3	4	3	7	3	3	4	6	6	63
1868/9	9	12	6	7	9	12	3	7	7	5	5	11	93
1869/70	11	10	6	13	5	13	1	0	8	2	2	9	80
1870/1	16	6	0	6	7	10	11	2	5	6	8	9	86
1871/2	9	12	2	8	4	19	9	1	7	5	5	17	98
1872/3	6	6	0	5	2	9	7	1	10	5	13	8	72
1873/4	11	15	4	8	12	17	9	3	5	7	8	19	118
1874/5	1	7	5	8	7	13	9	5	3	3	3	14	78
1875/6	4	16	3	12	7	10	1	0	5	4	3	10	75
1876/7	20	18	1	18	11	22	14	4	12	7	2	12	141

2. Bestand im Pensionat:

am 1. Mai	1859:	4	Personen		am 1. Mai	1869:	10	„
„ „ „	1860:	4	„		„ „ „	1870:	12	„
„ „ „	1861:	4	„		„ „ „	1871:	9	„
„ „ „	1862:	6	„		„ „ „	1872:	17	„
„ „ „	1863:	5	„		„ „ „	1873:	19	„
„ „ „	1864:	6	„		„ „ „	1874:	19	„
„ „ „	1865:	9	„		„ „ „	1875:	24	„
„ „ „	1866:	14	„		„ „ „	1876:	15	„
„ „ „	1867:	7	„		„ „ „	1877:	23	„
„ „ „	1868:	17	„					

*) Zu 15 bereits in Behandlung Befindlichen.

3. Zugang ins Pensionat und Aufenthaltsdauer daselbst.

In das Pensionat traten ein:			und blieben daselbst im Mittel:
1859/60	4	Personen	$14^1/_2$ Monat
1860/1	6	„	4 „
1861/2	10	„	$7^1/_3$ „
1862/3	7	„	$13^1/_2$ „
1863/4	9	„	$8^2/_3$ „
1864/5	17	„	$8^1/_3$ „
1865/6	19	„	$5^2/_3$ „
1866/7	9	„	$11^1/_3$ „
1867/8	21	„	9 „
1868/9	18	„	$8^1/_6$ „
1869/70	19	„	$7^2/_3$ „
1870/1	18	„	$5^5/_6$ „
1871/2	33	„	7 „
1872/3	29	„	$6^1/_6$ „
1873/4	48	„	6 „
1874/5	43	„	$3^5/_6$ „
1875/6	45	„	$4^1/_2$ „
1876/7	54	„	?

4. Heimath.

Nach ihrer Heimath vertheilen sich die in diesen 18 Jahren von mir berathenen und behandelten orthopädischen Patienten folgendermaassen:

Es waren aus Mitteldeutschland (Königreich Sachsen, Prov. Sachsen ausschliesslich Magdeburg und rechtes Elbufer, Anhalt, Thüringen)	2706 Pers.
darunter aus der Stadt Leipzig	1421 „
aus Nordostdeutschland (Provv. Schlesien, Posen, Preussen Brandenburg, Pommern, Sachsen rechts der Elbe und nördlich von Magdeburg einschl., endlich Mecklenburg	104 „

aus Nordwestdeutschland (von Schleswig-Holstein bis zum Taunus und der Bebra-Hanauer Bahn)	51 Pers.
aus Südwestdeutschland (Frankfurt, Nassau, Provv. Starkenburg u. Rheinhessen, Elsass-Lothringen, Baden, Würtemberg, Baiern)	43 „
aus Oesterreich	51 „
„ Russland	56 „
„ Norwegen	1 „
„ England	11 „
„ Frankreich	12 „
„ Belgien	2 „
„ den Niederlanden	2 „
„ der Schweiz	4 „
„ Italien	4 „
„ Griechenland	4 „
„ Serbien und den Donaufürstenthümern	6 „
„ Nordamerika	14 „
„ Südamerika	3 „
„ Westindien	2 „
„ Afrika (Aegypten)	2 „
„ Asien (Java)	4 „

5. Art der Affection.

An den in den letzten 18 Jahren von mir untersuchten, bezw. behandelten Individuen fanden sich folgende Affectionen:

(Patienten mit mehrfachen Affectionen sind mehrfach, nicht orthopädische Patienten nicht gezählt.)

1)	Form- und Haltungsfehler des Brustkorbes und des Halses, also hauptsächlich Skoliose, fand sich	2081 Mal
2)	Spondylitis und Kyphose	277 „
3)	Gelenkentzündung und Contractur, Deformität der Extremitäten (ausschliesslich Lähmung)	367 „
4)	Lähmung mit ihren Folge-Erscheinungen	105 „

5) Angeborene Hüftluxation . . . . 74 Mal

In der Ziffer 3 sind inbegriffen:

a) Affection des Hüftgelenks . . . . 71 „

b) „ „ Kniegelenks . . . . 25 „

c) „ „ Schultergelenks . . . . 6 „

d) Valgusstellung α) des Knies . . . . 63 „

β) des Fusses (nur ausgebildeten Grades) . . . . 41 „

e) Säbelbein . . . . 42 „

f) Klumpfuss . . . . 21 „

g) Spitzfuss . . . . 10 „

h) Schiefhals . . . . 28 „

Therapie.

Skoliose.

Das Heilverfahren gegen die Skoliose muss in der Hauptsache ein mechanisches sein; arzneiliche und diätetische Einwirkungen haben dabei nur eine secundäre Bedeutung und zwar bei demjenigen Theil des Heilverfahrens, welcher sich mit der Beseitigung nach fortwirkender ursächlicher oder unterstützender Momente beschäftigt.

Von den seltenen Fällen abgesehen, in welchen ein specifisches Leiden zu behandeln ist, wird am häufigsten Kräftigung des Organismus die Aufgabe der Allgemeinbehandlung Skoliotischer sein. Gute und reichliche Kost, Reinheit der Athmungsluft, Hautpflege durch Wassergebrauch, richtiges Verhältnis zwischen geistiger und körperlicher Thätigkeit, Belebung und Erheiterung des Gemüths — alles ohnehin schon Zielpunkte vernünftiger Erziehung, werden hier von hervorragender Wichtigkeit.

Im Besonderen ist stets Aufmerksamkeit auf Haltung, Stellung und Handthätigkeit von nöthen, um weitere Verschlimmerung des Formfehlers zu verhüten und die bessernde Einwirkung zn unterstützen. Diese Aufmerksamkeit zu erwecken und richtig zu leiten, ist zunächst Sache der Angehörigen und Erzieher; sehr viel kann aber auch in dieser Richtung die Curmethode selbst erreichen, wenn sie den Patienten zu correcter Ausführung bestimmter Muskelthätigkeiten, zur ganz genauen Ueberwachung seiner Haltung und seiner Bewegungen erzieht. Darin liegt einer der nicht geringsten Vorzüge der gymnastischen Behandlung vor dem passiv mechanischen Verfahren, welches den Patienten wie ein unbelebtes, weiches Thonmodell behandelt.

Ueber die speciellen vorbeugenden Massregeln und Hilfsmittel habe ich mich in meiner Schrift: „Die Skoliose“, Leipzig 1872, verbreitet.

Das eigentliche Heilverfahren aber gegen die Skoliose — ich wiederhole es — kann nur ein mechanisches sein, denn es handelt sich dabei um Orts- und Formveränderungen. Einzelne Theile des Brustkorbs haben ihre gegenseitige Lage und in Folge dessen ihre Form verändert; es gilt in beiden Beziehungen die Norm wieder herzustellen, und dies kann nur durch mechanische Kraft geschehen.

Diese Kraft findet die gymnastische Heilmethode zunächst und hauptsächlich in des Patienten eignen Muskeln, und nur wo und so lange deren Vermögen nicht ausreicht, muss fremde Kraft hinzutreten. Als nächste und verwendbarste Hilfe bietet sich dann fremde Muskelkraft dar. Auch diese aber kann, wie jede Muskelkraft, nur zeitweise einwirken; deshalb sind in vielen Fällen, wo dauernde Einwirkung nöthig ist, mechanische Druck- oder Stütz-Vorrichtungen, sogenannte Maschinen, nicht zu entbehren. Diese letzteren können aber nur ausnahmsweise, in einzelnen, besonderen Fällen, wirkliche Besserung bewirken; in der Regel darf man weiter nichts von denselben erwarten, als dass sie die drohende Verschlimmerung des Formfehlers verhindern oder verzögern und vielleicht die Starrheit der Verkrümmung vermindern helfen.

Je geringer und beweglicher die Verkrümmung ist, um so mehr tritt die eigne Muskelkraft des Skoliotischen als Heilmittel in den Vordergrund; nur durch sie kann überhaupt eine wirkliche Heilung der Skoliose zu Stande kommen. Es ist keine von Menschenhand angefertigte mechanische Vorrichtung denkbar, welche im Stande sein könnte, die manchfachen Verschiebungen und Verdrehungen, aus welchen eine Skoliose zusammengesetzt ist, gleichzeitig und in solcher Vollkommenheit und doch auch örtlichen Beschränkung auszugleichen, wie es im Machtbereich der unzähligen Bündel von Muskelfasern liegt, welche sich in allen Richtungen am Knochengerüst ansetzen. Einigen Ersatz für die eigne Muskelthätigkeit könnte nur das Zusammenwirken fremder Hände bieten; aber deren Einwirkung würde doch nur eine zeitweilige und kurzdauernde sein können.

Es kann jedoch dieses Vermögen des eigenen Muskelsystems nur dann zu praktischer und erfolgreicher Thätigkeit gelangen, wenn einige Vorbedingungen erfüllt sind: die Muskeln müssen dem Willen genau und kräftig gehorchen, und die verschobenen und verdrehten Theile des Knochengerüstes müssen so nachgiebig sein, dass die vorhandene Muskelkraft zu ihrer wenigstens momentanen Rückführung in die normale Lage ausreicht.

Beiden Zwecken dienen die gymnastischen Uebungen. Sind es vor Allem die specifischen Uebungen, welche zu pflegen sind, um die Kraft und Gehorchfähigkeit der zu der speciellen Aufgabe in Frage kommenden Muskeln zu fördern, so sind doch auch die Allgemeinübungen, das Turnen, nicht zu vernachlässigen; was dadurch für Ernährung und Innervation im Ganzen gewonnen wird, kommt auch den für den besondern Zweck wichtigen Muskelgruppen zu gute. Es sollen also die gymnastischen Uebungen erstens im Ganzen die Körper- und die Willenskraft vermehren und ein harmonisches und exactes Zusammenwirken beider sichern; und zweitens im Besondern diejenigen Muskeln, welche die Ausgleichung der Verkrümmung zu bewirken haben, geschickt und kräftig machen.

Man kann zwar die Formerscheinungen der Skoliose in ihre einzelnen Theile zerlegen und z. B. die Verkrümmung, die Verschiebung, die Verdrehung, die Beckenneigung, die Haltung des Kopfes oder der Schultern, die „lordotische" oder „kyphotische" Verbiegung einzelner Theile der Wirbelsäule, jedes gesondert betrachten; die Uebungen aber lassen sich nur in wenigen Fällen ausschliesslich auf eines jener Momente beziehen, haben vielmehr gewöhnlich eine zusammengesetzte mehrfache Wirkung und greifen oft sogar schon in das sogleich zu erwähnende Gebiet der mechanischen Beihilfen über.

Praktisch wichtiger, als diese Zerlegung, ist für die Leitung der Uebungen die Rücksicht auf den im gegebenen Falle bei dem Skoliotischen vorhandenen Grad der technischen Ausbildung und Geschicklichkeit. Eine bestimmte Haltung anzunehmen ist nämlich viel schwieriger, als in einer durch fremde Hand bewirkten Haltung zu verharren. Darum wird man für den Beginn einer Cur das letztere Verfahren zu bevorzugen haben und erst bei zunehmender Geschicklichkeit des Patienten eine gewissermaassen schaffende Selbstthätigkeit von ihm verlangen. Dies ist der Sinn des „Richtens" im Stand und der „Hilfen" bei den specifischen Uebungen.

Ferner muss, um zur gewünschten Bethätigung gewisser Muskeln zu gelangen, häufig ein Umweg benutzt werden. Die correcte Ausführung jeder Bewegung setzt nämlich das Vorhandensein einer richtigen Vorstellung davon voraus. Nun ist es zwar Hauptaufgabe der Behandlung, den Skoliotischen zum Bewusstsein seiner Schiefheit zu bringen und gleichzeitig ihm den Uebergang in die gerade Haltung zu einer geläufigen Vorstellung zu machen; dies kann aber erst nach längerer Uebung erreicht werden; daher bringt man den Betreffenden durch passende Auswahl gymnastischer Uebungen zunächst in solche Lagen, dass die von seinen Muskeln zu lösenden Aufgaben im geläufigen Vorstellungskreise bleiben, dass es z. B. gilt, der Schwere des eignen Körpers oder einzelner seiner Theile Widerstand zu leisten, gestörtes Gleichgewicht wieder herzustellen, von aussen hinzukommenden Druck oder elastischen Widerstand zu überwinden. Oft genügt es auch schon, die Bezeichnung der Uebung

1*

dem Verständnis anzupassen und den nächst sichtbaren Erfolg als ihren Zweck anzugeben.

Als allgemeine Gesichtspunkte, so weit sich solche aus einander halten lassen, sind bei der Auswahl der Uebungen die folgenden festzuhalten:

Unregelmässigkeiten der Brustform, wie sie als Folgen der Atelektasie oder der Rhachitis vorkommen, lassen sich zwar nie vollständig beseitigen, aber durch Ausbildung der Muskulatur und Tiefathmen bessern. Wenn der Brustkorb seitlich eingesunken und eine Gegend des Brustbeins oder der Rippenknorpel abnorm vorgewölbt ist, so lasse ich im Streckhang tief athmen und drücke auf die hervorragende Stelle beim Einathmen mit dem Daumenballen, während ich den Rücken mit der andern Hand fixire. Auf diese Weise werden während der Athmung besonders die seitlichen Theile der Rippenwand gehoben.

Rückverbiegung des mittlern und obern Theils der Wirbelsäule behandle ich besonders, ausser durch Hang- und Stütz-Uebungen, durch Uebungen der Rückenmuskeln (z. B. in Rückliegestütz, Schwebe abwärts) und der vom Rücken zu den Schulterblättern und Armen führenden Muskeln (vgl. meine „Skoliose" S. 125). Bei ganz Ungeübten ist die nützlichste und verwendbarste Uebung das „Arme zurückdrücken" (s. „Skoliose" S. 116); wenn das Kind seine Hände hinten in einander gefaltet hat, so werden durch fremde Hand die gestreckten Arme einwärts gedreht und so auch die Schulterblätter einander genähert. Die meisten Kinder sind bald im Stande, in dieser ihnen gegebenen Halte einige Zeit zu verharren; mit der Zeit lernen sie die dahin führenden Bewegungen selbst ausführen und dabei tief athmen; das letzte Ziel muss aber sein, dass sie die Schultern ohne Hilfe der gefalteten Hände und der rückwärts gedrehten Arme zurücknehmen und halten können und dass dies schliesslich Gewohnheitshaltung werde. — Von Anfängern wird auch immer der Fehler gemacht, dass sie den Bauch vor- und den Nacken zurückschieben; sie müssen vielmehr die Brust vor-, den Kopf und den Bauch zurücknehmen.

Einer gleichen Uebung der Rücken-Arm-Muskulatur werden Diejenigen unterzogen, welche bei flachem Rücken vorgesunkene und hinten weit abstehende Schulterblätter zeigen; aber es fallen hier die Uebungen der Rückenstreckmuskeln weg.

Wo beide Schultern hoch getragen werden und der Hals dadurch auffallend kurz erscheint, da wende ich u. A. den Sturzhang an den Ringen an: Hang an den Händen, den Kopf abwärts, die gestreckten Beine nach oben gerichtet.

Bei unterer Rückverbiegung hat sich vorzugsweise der vorgeneigte Stemm- oder Liegehang mit Rückgriff (an den Tauen, den Ringen, dem Hängereck. der Schrägleiter, dem Barren ausführbar) nützlich erwiesen, bei gleichzeitiger Abflachung des Rückens die schwere Belastung der hoch gehaltenen Arme. Die Ausgleichung dieses Formfehlers durch das Richten pflegt anfangs nicht völlig zu gelingen, weil die Kinder den Händen, welche das Becken seitlich umfassen und es zu neigen suchen, nicht nachzugeben verstehen.

Die seitliche Ausbiegung des mittlern Theils der Wirbelsäule, gewöhnlich die Gegend zwischen dem 4. oder 5. und dem 10. oder 11. Brustwirbel umfassend, ist einfach durch Gegenbeugung, also durch Ausbeugung nach der andern Seite, zu bekämpfen. In mässigem Grade erfolgt solche schon durch relativ höhere Halte des der Concavität entsprechenden Armes; doch darf dieses Hilfsmittel nur bei relativ tieferem Stand des zu ihm gehörigen Schulterblatts benutzt werden. Directe Ausbeugung des Thorax nach der concaven Seite hin geschieht am leichtesten und wirksamsten in Schrägstemmhang des Körpers, wobei die convexe Seite die tiefere sein muss, damit durch die hinaus erwachsende Aufgabe, ausser der Contractur der concaven Seite auch die Schwere zu überwinden, die Muskeln zu möglichst kräftiger Thätigkeit gezwungen werden. Ferner lässt sich bei vielen Uebungen die, wenn nicht Ausbeugung der concaven, doch wenigstens Einziehung der convexen Seite als secundäre Aufgabe hinstellen. Endlich lassen sich die Athmungsmuskeln zum Herausheben der concaven Seite verwenden, indem man während der Einathmung die convexe Seite möglichst fixirt. (S. „Einseitig Tiefathmen“, Skoliose S. 126.)

Wenn mit der Ausbiegung eine seitliche Verschiebung in der Richtung der Convexität verbunden ist, so benutze ich die ungleiche Belastung der Arme zur Ausgleichung derselben. So verordne ich z. B. bei rechtseitiger Verkrümmung des mittleren Theils der Brustwirbelsäule: „Armheben seitwärts, rechts mit Hantel bis Klafterhalte.“ Wenn bei der Ausführung dieser Uebung der Patient mit dem linken Arm in Hochstreckhalte, mit dem durch eine Hantel belasteten rechten Arm in Seitstreckhalte angekommen ist, so verschiebt sich der Oberkörper nach links, wobei zugleich die seitliche Ausbiegung geringer wird. Voraussetzung hierbei ist, dass das gestörte Gleichgewicht nicht etwa durch seitliche Neigung des Kopfes oder durch Verschiebung des Beckens hergestellt werde, sowie dass die Verkrümmung nicht zu starr sei.

Es sind aber nicht blos einseitige Uebungen, welche mir als Heilmittel bei der mittlern Verkrümmung dienen. Der Patient soll lernen, sich ohne alle Hilfsmittel gerade zu richten; deshalb gebe ich vielfach gleichseitige Uebungen mit der allgemeinen Verordnung: „rechts (bezw.

links) einziehen.“ Dies geschieht anfangs gewöhnlich mittels des grossen Rückenmuskels, also mit Betheiligung des Arms, welcher sich nach hinten und innen bewegt und hier fixirt wird. Patient soll aber lernen, die Schulter mittels des untern Theils des Kappenmuskels zu bewegen und den Arm dabei ganz unbetheiligt zu lassen. Dazu gelangt er auf einem Umwege, indem er den Arm hebt und bewegt ohne Betheiligung der Schulter, welche vielmehr ab- und rückwärts bewegt und hier fixirt werden muss. Bei richtiger Ausführung steht der Ellbogen, bezw. die Hand höher, als die Schulter, und ist an dieser die dem Delta-Muskel entsprechende Erhöhung nur als leichte Wölbung sichtbar.

Mit der freien Beweglichkeit der Schulter aber ist die Aufgabe nur halb erfüllt; Patient muss dahin gebracht werden, dass er den mittleren Theil des Rumpfes seitwärts zu bewegen vermag und dabei weder den Arm noch die Schulter in Betheiligung zieht. Mit andern Worten, er muss die Herrschaft über diejenigen Muskeln gewinnen, welche die zwischen der Schulter und den tiefern Brustwirbeln beginnende Spirale nach dem andern Hüftkamm hin fortsetzen.

Dabei ist gewöhnlich nicht zu vermeiden, dass die convexe Seite zu weit nach hinten gedreht wird; es muss somit noch eine ausgleichende Bewegung folgen, nämlich eine Drehung des Beckens um seine senkrechte Achse in der Richtung der vorhandenen fehlerhaften Drehung des Rumpfes, aber über dieselbe hinaus. Während dieser Drehung behält der Rumpf seine Stellung im Raume unverändert bei. Diese Ausführung ist leichter, als umgekehrt den Thorax auf dem unbewegten Becken zu drehen, denn statt des Thorax werden dann gewöhnlich nur die Schultern bewegt.

Wenn die Ausbiegung den untern Theil der Wirbelsäule betrifft, ungefähr also die Gegend vom 9. Brust- bis zum letzten Lendenwirbel, so bietet sich die S c h r ä g s t e l l u n g d e s B e c k e n s als gutes Mittel dar, um eine Gegenbeugung zu bewirken. Diese Schrägstellung des Beckens kann durch Emporziehen der einen Hüfte, oder durch Höherstellen des einen, oder durch Abwärtsziehen des anderen Fusses leicht erzielt werden.

Da die Verkrümmungen auch des untern Theils der Wirbelsäule in verschiedener Höhe und Ausdehnung vorkommen, so kann im gegebenen Falle Zweifel entstehen, ob Schiefstellung des Beckens oder Ausbeugung anzuwenden sei. Die Gränze lässt sich nicht vorweg bestimmen; ich wende daher in solchen Fällen das Experiment an, indem ich bei der Untersuchung den Patient mit dem der Convexität der untern Verkrümmung entsprechenden Fuss auf ein Bret oder ein Buch treten lasse und mich dann überzeuge, ob dadurch die Verkrümmung vermindert oder ausgeglichen wird. Bei ungenügendem Erfolg erhöhe ich diese

Unterlage so weit, dass der Patient das betreffende Knie eben noch gestreckt erhalten kann. Erreicht auch dann die Wirkung den Haupttheil der Verkrümmung nicht, so ist die seitliche Ausbeugung in Anwendung zu ziehen.

Nicht selten zeigt sich bei dieser untern Verkrümmung, dass auf der Seite der Convexität der Hüftkamm niedriger steht, als auf der andern Seite. Dies kann von ungleicher Entwicklung beider Beckenhälften herrühren; meist aber findet man auch einen niedrigeren Stand des Trochanter, also ein kürzeres Bein. Vielleicht beruht diese Ungleichheit der Beinlängen zuweilen auf angeborner Asymmetrie, oder auch auf ungleicher Benutzung und Uebung der Beine; es giebt aber auch Fälle — und ich möchte sie nicht für relativ selten halten —, in denen man Grund hat, das zurückgebliebene Wachsthum eines Beins als Rest eines Lähmungs-Anfalls aufzufassen. Die Kinderlähmung gelangt ja nicht selten in kurzer Zeit zu anscheinend vollständiger Heilung; es ist aber nicht unwahrscheinlich, dass meist auch dann ein Theil der Erscheinungen nicht ganz vollständig verschwindet und sich später als geringere Energie der Muskelthätigkeit und der Ernährung geltend macht. An der Berechtigung dieser ätiologischen Annahme ist dann gar kein Zweifel, wenn die Temperatur des kürzeren Beins der des längeren etwas nachsteht. Ist von solcher Temperatur-Differenz nichts zu bemerken, so kann ein vorhandener Ernährungs-Unterschied zwischen beiden Beinen, der sich bei Ringsmessungen der Oberschenkel und Waden herausstellt und im erstern Falle niemals fehlt, wohl auch allein auf eine vorhanden gewesene Lähmung schliessen lassen, doch ist ein solcher nicht voll beweisend, da er auch bei dauernd ungleicher Benutzung der Beine aus anderm Grunde nachzuweisen sein muss.

In jedem Falle von ungleicher Länge der Beine ist die dadurch bedingte Schrägstellung des Beckens als alleinige oder mitwirkende Ursache der Verkrümmung anzusehen und durch Erhöhung des Fusses mittels einer zwischen der Oberfläche der Sohle und der Unterfläche der Brandsohle angebrachten Korksohle aufzuheben. Blose Erhöhung des Absatzes empfiehlt sich zu diesem Zwecke nicht, weil dann der Fuss vordrängt, mit der Spitze der Zehen anstösst und der Gang dadurch unsicher und mit der Zeit schmerzhaft wird.

Eine gründlichere, aber nur sehr langsam eintretende Hilfe bringt man dann, wenn es gelingt, die Ernährung und das Längenwachsthum des kürzern Beins durch specielle Uebung desselben dergestalt zu fördern, dass es schnellere Fortschritte macht, als das gesunde Bein. In diesem Sinne kann man für die Beuger besonders Widerstandsbewegungen, für die Strecker das einseitige Niederlassen zur Hocke verwenden.

Schrägstellung des Beckens kann auch vorkommen und Skoliose verursachen, ohne dass von ungleicher Entwicklung beider Beckenhälften oder von einem Höhen-Unterschied in dem Stande der Trochanteren etwas zu finden ist. Wenn in solchem Falle nicht eine Hüftgelenk-Entzündung vorausgegangen ist, deren Folgen sich auch in anderer Weise geltend machen würden, so wird sich bei weiterer Untersuchung das Vorhandensein einer angebornen Hüftverrenkung herausstellen. Auch in solchem Falle wird man, wenn man gegen die Verkrümmung der untern Wirbelsäule einschreiten will, zunächst den Fuss des verrenkten Beins mittels einer Korkeinlage zu erhöhen haben.

Die obere Ausbiegung, welche gewöhnlich in den ersten 4 Brustwirbeln ihren Sitz hat, ist der direct gegenbeugenden Einwirkung nicht gut zugänglich, muss vielmehr auf dem Umweg über Kopf oder Schulter angegriffen werden. Denn es ist mit ihr immer, nur mehr oder weniger, eine Neigung des Kopfes nach der concaven Seite und ein höherer Stand der Schulter und stärkere Wölbung der Nackengegend auf der convexen Seite verbunden. Aufrichtung oder Gegenschiebung des Kopfes bei höherer, Anziehen der höheren Schulter schräg ab- und einwärts bei tieferer Stelle der Verbiegung genügt zu momentaner Ausgleichung derselben, wenn sie nicht hohen Grades ist. Die gewünschte Bewegung der Schulter aber steht nicht in eines Jeden Macht; es muss gewöhnlich die Schulter erst „lose", d. h. innerhalb des Schultergürtels, ohne Theilnahme des Arms beweglich gemacht und der Herrschaft des Willens unterworfen werden. Dazu dienen theils solche Freiübungen, welche die Schultern rückwärts führen, theils und besonders Uebung im Zurückhalten der Schultern beim Heben der Arme. Fast bei allen Anfängern nimmt nämlich der Schultergürtel an den Hebungen des Arms Theil, und es muss deshalb die Gewöhnung darauf gerichtet werden, die Hebung des Oberarms ausschliesslich im Schultergürtel, ohne Mitbetheiligung von Schlüsselbein und Schulterblatt, zu bewirken, ja sogar die Schulter herab- und zurückzuziehen, während sich der Ellbogen hebt.

Die seitliche Verschiebung wird, so lange ihre directe Ausgleichung nicht in der bewussten Machtsphäre des Patienten liegt, durch einseitige Belastung ausgeglichen. Solche wird bewirkt, indem man das Gewicht des der Convexität entsprechenden Arms entweder durch Seitstreckhalte desselben weiter hinaus auf die Seite verlegt, oder durch Belastung der Hand mit einer Hantel vermehrt, oder indem man Beides zugleich thut und entweder eine Hantel durch Seitstreckhalte des Arms oder eine Kugel am Seeger'schen Kugelstab möglichst weit auf der convexen Seite des Patienten hinausbringt.

Die Axendrehung endlich verlangt natürlich Gegendrehung des

Thorax. Diese aber ist dem Skoliotischen gar nicht möglich, wenn seine Skoliose eine mehrfache ist, und wird ihm auch bei einfacher Skoliose nicht leicht. Im ersteren Falle ist man daher ausschliesslich auf Manipulationen angewiesen, im zweiten kommt man durch Zuhilfenahme der Körperschwere am besten zum Ziele, indem man z. B. bei wagrecht hangendem Körper die convexe Seite, wenn der Rücken abwärts-, oder die concave Seite, wenn der Rücken aufwärts gewendet ist, mittels des Armes höher einhängt.

Bei jeder einigermassen vorgeschrittenen Skoliose aber steht die vorhandene oder zu erlangende Muskelkraft nicht im Verhältnis zu dem Widerstand, welchen die dislocirten und difformen Knochen und ihre Verbindungen dem Zurückstellen entgegensetzen. Es muss daher vor Allem die Nachgiebigkeit der an der Skoliose betheiligten Gebilde in der Richtung nach der Norm zu vermehrt werden. Zum Theil wird auch dies durch die Uebungen erreicht, indem sie entweder den Muskelzug direct in dieser Richtung verwenden, oder den Körper in solche Haltungen bringen, dass die Schwerkraft zu gewünschter Wirksamkeit gelangen kann.

Doch finden Intensität und Dauer solcher Selbstthätigkeit durch die Ermüdung der Muskeln sehr bald ihre Grenze und lassen sie daher oft als ungenügend erscheinen. Was ihr an Intensität fehlt, wird am besten durch fremde Muskelkraft ersetzt; das „Drücken“ macht somit bei jeder Skoliose zweiten oder dritten Grades einen unentbehrlichen Theil der Behandlung aus. Seine Leistung kann durch Maschinen nie erreicht werden, denn nur bei der durch Aufmerksamkeit und das Gemeingefühl controlirten und eine ganz allmälige Steigerung zulassenden Muskelkraft lässt sich die Kraft der Einwirkung ohne Gefahr bis auf das äusserste Mass steigern.

Ueber die einzelnen Formen der Manipulationen habe ich mich in meiner „Skoliose“ S. 69—75 ausgesprochen. Doch ist seitdem noch eine andere Form hinzugekommen: das „Rumpfbeugen seitwärts mit Gegendruck“. Während ich etwas erhöht sitze, nehme ich den mit der concaven Seite seiner Verkrümmung mir zugewandt stehenden Patienten zwischen meine Oberschenkel, fixire mit einem herumgeschlungenen Beine seine Füsse, lasse ihn entweder beide Hände auf den Kopf oder die eine auf den Rücken legen und die andere, der Concavität entsprechende, in Streckung emporhalten, falte meine Hände auf der Convexität der Verkrümmung, ziehe den Thorax an mich heran und lasse dann den Patienten sich nach der convexen Seite, also von mir abbeugen und tief athmen. Ich wende diese Manipulation hauptsächlich bei starker seitlicher Ausbiegung oder Verschiebung an, während das „Drücken im

Reitsitz" jetzt besonders bei starker Achsendrehung zur Verwendung kommt.

Die Einwirkung durch Manipulationen kann aber ebenfalls nur eine kurzdauernde und zeitweilige sein. Da bietet sich die nie ermüdende Federkraft des Stahls als vortreffliche Aushilfe dar, welche daher, sei sie am Bett oder an tragbaren Maschinen benutzt, ein wichtiges Vervollständigungsmittel der Cur bildet. Auch Fischbein, ferner bei Polsterung Rosshaare u. a. entsprechende Stoffe, und, wo ein Zug anzubringen ist, Kautschuk können zu diesem Zwecke dienen. — Die starre Festigkeit des Eisens und des Holzes gegen Dehnung und Stemmung, die Unnachgiebigkeit von Zeug und Leder wenigstens gegen Zug ist zwar vielfach als wesentlicher Factor bei Skoliosen-Apparaten verwendet worden, doch empfehlen sich solche Stoffe in Rücksicht auf die Beweglichkeit aller Theile des Brustkorbs nur zur Verbindung und Stützung der wirksamen elastischen Theile.

Es kann aber den Unkundigen gegenüber nicht scharf genug hervorgehoben werden, dass Maschinenhilfe zur Heilung einer Skoliose niemals ausreicht, ausgenommen bei ganz kleinen, meist liegenden Kindern. Bei seitlichen und Rückverbiegungen können Corsets und Geradhalter allenfalls Einiges zur Erhöhung der Nachgiebigkeit, wo dies nöthig ist, beitragen; im Ganzen aber werden sie den Formfehler nur verdecken; sobald sie abgelegt werden, kommt derselbe unverändert wieder zur Erscheinung. Bei Skoliosen zweiten Grades haben tragbare Maschinen und Apparate eine durchaus nicht gering anzuschlagende, aber wesentlich nur prophylaktische Bedeutung: sie verhüten einigermassen das weitere Hervortreten der Erhöhung, indem sie der Belastung der Wirbelsäule entgegenwirken. Lagerungs-Apparate, während deren Anwendung die Belastung ja ohnehin wegfällt, gehen in ihrem Einflusse noch etwas weiter und lockern die Starrheit der Verbindungen, welche sich der Rückführung der abgewichenen Theile entgegensetzen. Sie thun also dasselbe in andauernder, aber schwächerer Weise, was die Manipulationen weit ausgiebiger, aber nur momentan bewirken. Dagegen sind bei vollendeten Skoliosen dritten Grades, welche einer Behandlung des Formfehlers selbst keine Aussicht auf Erfolg bieten, tragbare Druck- und Stützapparate oft das einzige Mittel, um dem Thorax einigen Halt zu gewähren und um Schmerzen, wie sie häufig als Folge-Erscheinungen solcher ausgebildeten Formfehler auftreten, zu beseitigen.

Die mechanischen Skoliosen-Apparate sind entweder tragbare oder Lagerungs-Vorrichtungen.

Von letzteren verwende ich vorzugsweise die Seitenzug-Vorrichtung am Bett, welche in meiner Schrift „Die Skoliose" in Fig. 2

und 3 abgebildet und auf S. 87 bis 90 beschrieben ist. Der Seitenzug wird an derselben durch Stahl-Schienen von $^1/_2$ bis 1 m. Länge ausgeübt, welche senkrecht, nur etwas auswärts gebogen, an der der Concavität der Verkrümmung entsprechenden Seite des Bettes befestigt sind und durch einen an ihrem oberen Ende eingeschnallten Riemen mit einer die Convexität umfassenden weichen Pelote in Verbindung stehen und durch sie einen schräg nach vorn und der concaven Seite gerichteten Zug oder Druck auf die verkrümmte Gegend bewirken. Damit nicht der ganze Körper diesem Zuge folge, sind Schultern und Becken entweder durch Riemen oder durch eine angeschnallte Lagerplatte mit Schulterriemen, Beckengurt und nöthigenfalls Schulterlehnen befestigt. Bei zweifacher Verkrümmung sind natürlich 2 Federn und Peloten anzuwenden. Ist auch eine Nackencurvatur vorhanden, z. B. eine linkseitige in Verbindung mit mittlerer rechtseitiger Verkrümmung, so wird ein mit verschiebbarer Polsterung versehener Riemen an der rechten Seite des Beckengurtes befestigt, am Rücken schräg aufwärts und über die erhöhte linke Nackengegend herumgeführt und an der für die rechtseitige Pelote bestimmten Feder, welche an der linken Seite des Bettes befestigt ist, mit diesem Peloten-Riemen zusammen eingeschnallt.

Den Längszug, zu welchem an einem Theil meiner Betten noch Vorrichtung vorhanden ist, wende ich auf dem Bette selten mehr an, weil seine Einwirkung auf den liegenden Körper zu gering ist und von der des Seitenzuges weit übertroffen wird.

In diesem Seitenzug-Apparat liegen die Skoliotischen täglich in der Regel zwei Stunden und, wenn sie bei mir wohnen, auch des Nachts.

Gleichfalls in der Rückenlage kommt die schiefe Ebene zur Anwendung (vgl. „Die Skoliose“ S. 83 bis 84). Ein glattes, in Länge und Breite den Körperdimensionen mindestens entsprechendes Bret, nahe dem Kopfende mit einem unterfütterten Ausschnitt für den Kopf versehen, wird am Kopfende so erhöht, dass es mit der Bodenfläche einen Winkel von 25 bis 30° bildet. Am obersten Ende dieses Bretes trägt ein Stahlbügel eine Bandage zum Einhängen des Kopfes an Kinn und Hinterhaupt; unterhalb der Füsse giebt ein verstellbares Bretchen den Füssen einen Halt, sobald durch die Schwere ein gewisses Mass von Streckung des auf dem Brete liegenden Skoliotischen erreicht ist. In meiner Anstalt, wo die schiefe Ebene nur als Zusatz bei kurzen, starken Verkrümmungen des Rückens, oder bei Nacken-Skoliose, oder bei Schiefhals in Anwendung kommt, ist die Dauer des täglichen Liegens auf derselben $^1/_2$ Stunde („Skoliose“ S. 84).

Ich betrachte die schiefe Ebene besonders als ein werthvolles Hilfsmittel für den Hausgebrauch. In der Anstalt ziehe ich für dieselben

Zwecke die Anwendung der Kunde'schen Geh-Maschine vor, weil bei derselben der Grad der Dehnung ununterbrochen wechselt und eine Verbindung von activer und passiver Streckung stattfindet. An einer senkrecht gestellten um ihre Längsachse drehbaren Säule ragen eine Anzahl starker S-förmig gebogener Stahlfedern nach aussen, welche an Flaschenzügen, Schnuren und starken Spiralfedern Bandagen zum Einhängen von Kopf und Schultern tragen. Mit den letztern kann auch eine Vorrichtung zu seitlichem Zug und Druck verbunden werden. Das obere Körperende wird um einige Centimeter emporgehoben, die Füsse aber müssen noch mit der ganzen Sohle den Fussboden berühren können. In dieser Maschine gehen die Patienten langsam $^1/_2$ Stunde lang im Kreise umher. (Vgl. „Skoliose“ S. 82 bis 83).

Vor Kurzem habe ich die Freude gehabt, eine neue Lagerungsvorrichtung in die Praxis einführen zu können, den Rauchfuss'schen Schwebegurt (s. Jahrb. f. Kinderhlkde. Bd. 7 [1875] S. 188—93). Dem ursprünglichen Zwecke gemäss findet derselbe seine Haupt-Anwendung bei Rückverbiegung des untern Theils der Wirbelsäule. Da dieser Formfehler hauptsächlich bei kleinen Kindern vorkommt, so kommt der Schwebegurt am Meisten im Aelternhause zur Anwendung, wozu er sich seiner leichten Herstellbarkeit und Anwendbarkeit wegen sehr gut eignet. Er besteht im Wesentlichen aus einem starken Gurt, welcher in seiner Breite der Länge der Verkrümmung entspricht und am obern äussern Rande der Seitengitter des Kinderbettes so befestigt wird, dass er quer über dem Lager herabhängt, doch so, dass er auch mit Belastung die Lagerfläche nicht berührt, sondern an der tiefsten Stelle noch 1 oder 2 cm. von derselben entfernt bleibt. Wenn nun das Kind mit der rückverbogenen Stelle des Rückens auf diesem Gurt liegt, so wird aus der Rückverbiegung eine Vorverbiegung, indem die benachbarten Theile des Körpers dem Zuge der Schwere folgend sich auf das Lager senken. die verkrümmte Stelle dagegen, auf dem Gurte ruhend, in höherem Niveau festgehalten wird. Damit aber diese Einwirkung an der Stelle. wo sie nöthig ist, fixirt bleibe, ist auf der Mitte des Traggurtes ein Befestigungsgurt von ungefähr derselben Breite angenäht, welcher um den Thorax herumgelegt und vorn zugeschnallt wird, nicht so fest, um einzuschnüren und die Athmung oder Verdauung zu stören, aber fest genug, um das Gleiten des Körpers innerhalb desselben zu verhindern. Nun kann sich das Kind bewegen, wie es will: es sinkt allemal in die gewünschte Lage zurück.

Es war mein Wunsch, diese sinnreiche und bequeme Vorrichtung auch für seitliche Verbiegungen anwendbar zu machen. Ich erreichte das auf sehr einfache Weise dadurch, dass ich den Befestigungsgurt um

6 bis 10 cm. nach der Seite der Concavität hin von der Mitte des Traggurtes verschob. Das Zusammennähen beider Gurte geschieht in solchem Falle also in der Mitte des Befestigungsgurtes, aber nicht in der Mitte des Traggurtes. Man legt sich so darauf, dass die Naht in der Mitte des Rückens, die vordere Vereinigung des Befestigungsgurtes in der Mitte der Brust, der Körper also näher der der Concavität entsprechenden seitlichen Bettwand liegt. Ueberlässt man sich aber dann der Schwere, so rollt man etwas nach der Mitte des Traggurtes, also auch des Bettes zu und liegt nun mit der convexen Seite auf der tiefsten Stelle des ersteren auf. Den Befestigungsgurt lasse ich hier, also von der Naht nach innen zu, etwas stärker polstern.

Wenn der Thorax sich nach der Taille zu sehr verjüngt, so muss der Befestigungsgurt etwas bogig, nach dem Fussende des Bettes zu concav, geschnitten sein.

Für grössere Individuen, welche nicht mehr ein Kinderbett mit Seitengittern benutzen, kann man an den Seitenwänden des Bettes zur Befestigung des Traggurtes Breter oder stählerne etwas nach dem Bette zu gebogene Federn anbringen, welche oben an einem Querstück einige Knöpfchen haben zur Befestigung der Gurtriemen und die Lagerfläche um höchstens die Hälfte von deren Breitenmass überragen.

Als Masse zur Anfertigung braucht man die von der Breite des Bettes abhängige Länge des Traggurtes, den Umfang des Thorax, und zwar bei grössern Personen am obern und am untern Ende der Verkrümmung, die Länge dieser, wonach sich die Breite des Gurtes bestimmt, und bei Seitverbiegung die Entfernung der Mitte des Befestigungsgurtes von der Mitte des Traggurtes, ein Mass, welches zunächst von dem Abstand zwischen der Wirbelsäule und dem Gipfel der seitlichen Wölbung, aber auch von der Breite des Bettes und der höhern oder tiefern Aufhängung des Traggurtes abhängt, daher am besten durch den Versuch bestimmt wird.

Der oben beschriebenen excentrischen Befestigung des Befestigungsgurtes gegenüber liegt der Einwand nahe, dass man dieselbe Aufgabe, welche sie erfüllen soll, viel einfacher erreichen könne, entweder indem man das Kind schräg auflegt, so dass nicht die Mitte des Rückens, sondern die convexe Seite nach unten zu liegen kommt — wobei auch der Befestigungsgurt vorn nicht in der Linie des Brustbeins, sondern in der Linie der Brustwarze zu schliessen ist — oder indem man den Traggurt ungleich einhängt. Doch hat mich die Erfahrung belehrt, dass dem Ermessen der Laien möglichst wenig überlassen werden muss, denn die meisten finden sich unglaublich schwer in mechanischen Aufgaben zurecht. Ich halte es darum für besser, wenn die seitliche Einwirkung schon durch die Beschaffenheit des Schwebegurtes sicher bedingt ist und man sich auf die einfachen Vorschriften beschränken kann: Gleichseitiges Einhängen des Traggurtes so, dass er die Matratze nicht ganz berührt; Niederlegen des Kindes in die Mitte des Befestigungsgurtes und Schliessen desselben in der Mitte der Brust.

Tragbare Apparate kommen je nach Umständen in den verschiedensten Formen, aber durchaus nicht in allen Fällen zur Anwendung und, wo es der Fall ist, wo möglich nicht ohne gleichzeitige Anweisung zur Selbstthätigkeit. Denn eine wirkliche Heilung von Haltungsfehlern und ihren Folgen lässt sich, wo sie überhaupt im Bereich der Möglichkeit liegt, nur durch Verbesserung der Haltung, also durch zweckmässige Benutzung der eignen Muskelkraft, erzielen.

Nur zweierlei Gründe sind es, welche mich veranlassen können, bei leichten Verkrümmungen mechanische Beihilfen zu geben: entweder weil die Aufmerksamkeit und Willenskraft zu gering ist und eines leichten Zwanges sowie einer steten Erinnerung zur Selbstthätigkeit bedarf, oder weil die letztere überhaupt ausser dem Bereiche der Anwendbarkeit liegt, sei es wegen zu jugendlichen Alters des Betreffenden, sei es dass äusserer Verhältnisse wegen eine Anweisung zur zweckmässigen Selbstthätigkeit unthunlich ist.

Bei Vorschiebung und Vorneigung des Kopfes lässt sich der von Schreber in seiner Kallipädie (Fig. 63, S. 199) angegebene Kopfhalter nützlich verwenden, oder eine noch einfachere, auf demselben Princip beruhende Vorrichtung, indem man das Ende eines Gummibändchens zusammen mit einem Büschel Haare am Hinterkopf mit Bleidraht umwindet und nach Zurückschiebung des Kopfes das andere Ende des Gummibandes im Nacken mittels eines Hakens oder einer Nadel an der Kleidung befestigt.

Die Schulterhalter, welche schon seit langer Zeit gegen vorgesunkene Schultern und Rückverbiegung des Nackens oder der ganzen Wirbelsäule gebräuchlich sind, wie z. B. das in Schreber's Kallipädie Fig. 61 und 62 abgebildete 8-förmige Schulterband, oder die verschiedenen Rückenschilde mit Schulterriemen haben alle den Fehler, dass sie die Schultern nicht herab-, sondern blos zurückziehen. Ich ziehe deshalb den in meiner „Skoliose“ Fig. 4, S. 92 abgebildeten Geradhalter vor, an welchem die Schulterbandage mit einem Gürtel verbunden ist. Doch muss man nicht Alles von dieser Vorrichtung allein erwarten, vielmehr sie blos als Anregungsmittel zur Selbstthätigkeit betrachten.

Zur zeitweisen Anwendung im Stand oder Gange bei vorgeschobenem Kopfe hat sich mir eine von meiner Frau angegebene Vorrichtung sehr nützlich erwiesen, eine Latte, welche auf die Mittellinie des Rückens aufgelegt vom Kreuzbein bis über den Kopf reicht, mit einem Gurt um das Becken befestigt wird, nöthigenfalls auch mit Schultergurten versehen sein kann und nahe dem obern Ende einen andern Gurt trägt, welcher um Stirn oder Kinn befestigt den Kopf nach hinten zieht. Ich nenne diese Vorrichtung Richtungslatte.

Von tragbaren Skoliosen-Maschinen steht in meiner Schätzung an erster Stelle die vom Prof. Nyrop in Kopenhagen angegebene. Ich habe dieselbe in meiner „Skoliose" in Fig. 5 und 6 abgebildet und auf S. 96—99 beschrieben. Hier will ich daher nur kurz ihre wesentlichen Bestandtheile nach der Art, wie ich sie jetzt anfertigen lasse, erwähnen. Ein federnder Beckengurt trägt eine in der Mitte des Rückens emporsteigende Schiene, welche wieder einem Querstück mit Achselkrücken zur Stütze dient. Die letztern sind umpolstert und verlängern sich vorn in einen Riemen, welcher über die Schultern nach hinten geführt, hinten mit dem der andern Seite gekreuzt und am Querstück an Knöpfchen befestigt wird. Derselbe hat den Zweck, die Krücke unter der Schulter zu fixiren und gleichzeitig zu verhindern, dass der obere Theil der Maschine durch die Druckfedern vom Rücken abgedrängt werde. Die wichtigsten und Nyrop eigenthümlichen Theile der Maschine sind die Druckfedern, federnde dünne Schienen nach Art der Bruchbandfedern, welche mit dem einen Ende um eine sagittale Axe drehbar am senkrechten Träger befestigt sind, auswärts und ein Wenig abwärts nach der Stelle der skoliotischen Rückenwölbung verlaufen und hier, wo sie eine Pelote mit Blecheinlage tragen, eine Biegung nach hinten annehmen, um erst nahe dem andern Ende sich wieder der Körperoberfläche parallel zurückzubiegen. Ist eine zweifache Verkrümmung vorhanden, so sind 2 solche Federn, die eine unter der andern, am Träger befestigt. Beim Anlegen der Maschine werden zunächst Beckengurt und Schulterriemen befestigt und zuletzt beide Federn nach vorn herumgeführt und mit einander verbunden. An der Stelle, wo vorher die Rückwölbung war, drücken sie nun mittels der Pelote stark auf die erhöhte Stelle des Rückens auf; im weitern Verlauf dagegen streben sie vermöge der Richtung ihrer Federkraft vom Körper ab, so dass jede die Athmung behindernde Einschnürung des Brustkorbs vermieden wird.

Ist nur eine einfache Verkrümmung vorhanden, so erhält die Maschine auch nur eine Druckfeder, welche um die convexe Seite nach vorn geführt wird und hier das Ende einer Befestigungsfeder vorfindet, an welcher sie angeknöpft wird. Diese ist hinten etwas tiefer, als die Druckfeder, befestigt und läuft der Thoraxwandung fast parallel, nur im freien Zustand nach vorn etwas divergirend, um die concave Seite herum bis ziemlich an die Brustwarzenlinie. Sie muss ziemlich stark sein, damit sie durch den Zug der an ihr befestigten Druckfeder nicht auf die Haut gedrückt werde.

Eine Zeit lang wandte ich bei einfachen Verkrümmungen mit starker seitlichen Verschiebung eine Seitenzug-Maschine an mit einem auf der concaven Seite vom Beckengurt nach der Achselhöhle emporsteigenden, nach aussen federnden Krückenträger (s. „Skoliose“ Fig. 7, S. 101—102). Ich habe jedoch gefunden, dass ihre Federkraft durch den an die äussere Seite der Krücke sich anlegenden Oberarm zum Theil aufgehoben wird, und ihre Anwendung daher zu Gunsten der oben erwähnten einseitigen Nyrop'schen Maschine und der sogleich zu beschreibenden Riemenbandage wieder aufgegeben.

Ich fand nämlich in Richard Barwell's Buch: The causes and treatment of laterale curvature of the spine, 2. edit., London 1870 auf S. 139 und 174 eine Riemenbandage abgebildet, welche mir brauchbar erschien. Die letztere Abbildung zeigt die für eine einfache Verkrümmung anzuwendende Form. Auf der convexen Stelle des Rückens (ich will annehmen es sei die rechte Seite) liegt eine bis in die Achselhöhle reichende Pelote. Diese steht durch Schnallriemen, welche durch eingeschaltete Kautschukringe elastisch gemacht sind, mit einem die linke Schulter umgürtenden Riemen und mit einer unterhalb der linken Hüfte von einem Schenkelgurt festgehaltenen Pelote vorn und hinten in Verbindung. Durch Anziehen dieser vier Riemen kann offenbar die rechte Seite eingedrückt und nach links gezogen werden.

Zuerst machte ich einen Versuch mit dieser Bandage zu dem Zwecke, um einigen Mädchen mit starker einfacher Verkrümmung eine Unterstützung des Rückens für die Zeit der gymnastischen Uebungen zu geben. Da sich zeigte, dass die Bandage wenig Beschwerden verursachte und die von ihr verlangte Wirkung ausübte, gab ich sie ferner auch bei Verkrümmungen geringeren Grades, wo die Nyrop'sche Maschine noch nicht angezeigt war, und endlich bei stärkern Verkrümmungen da, wo ich von der letzteren aus äussern Gründen absehen musste, sei es wegen ihres höheren Preises, oder weil sie sich mit der Berufsthätigkeit nicht vertragen hätte, also besonders bei Lehrlingen und Gehilfen des Gewerbestandes.

Doch brachte ich sogleich einige Veränderungen an, denen sich nach gesammelter Erfahrung noch weitere zugesellten. So haben jetzt meine Riemenbandagen an Stelle des Schenkelringes, der durch Druck vorn und innen leicht lästig wird, eine Schenkelkappe von 10 und mehr cm. Breite, welche aussen einen Fortsatz nach oben trägt, an dessen oberem Ende ein Kautschukring befestigt ist. Derselbe darf den Hüftkamm nicht ganz erreichen. Die Pelote hat hinten ebenfalls eine

Verlängerung nach oben, an welcher ein Schulterriemen befestigt ist, der nach dem vordern obern Ende der Pelote verläuft. Von ihm oder vom vordern Rande der Pelote geht der Riemen aus, welcher vorn die Verbindung mit dem Schulterring der andern Seite herstellt. Ohne solchen Schulterriemen rutscht die Pelote abwärts. Der Schultergurt, welcher bei z. B. rechtseitiger Verkrümmung die linke Schulter umfasst, ist hinten durch einen Kautschukring geschlossen und hat vorn eine Schnalle zur Befestigung des erwähnten vordern obern Peloten-Riemens. Die drei andern Riemen, also die beiden hintern und der vordere untere werden, nachdem sie durch den Kautschukring an der linken Hüfte, bezw. an der linken Schulter durchgezogen sind, nach ihrem Ausgangspunkt zurückgeführt und dort angeschnallt, weil auf der Pelote die Schnallen am wenigsten geniren.

Beim Anlegen der Bandage wird zuerst die Schenkelkappe vorn zugeschnallt, sodann die Arme durch den Schulterriemen der Pelote, bezw. durch den Schultergurt durchgesteckt, hierauf die vordern Riemen mässig fest angezogen und eingeschnallt, und endlich, nachdem Patient die convexe Seite möglichst eingezogen hat, wobei nöthigenfalls nachgeholfen werden muss — die hintern Riemen fest angezogen und befestigt. Die hohe Seite muss so herüberrücken, dass sich inner- und unterhalb des Schulterblatts Falten bilden.

Steht die Schulter auf der Seite der Convexität sehr hoch, so kann man den Schultergurt auf der andern Seite weglassen und sich auf den schräg abwärts gerichteten Zug nach der Schenkelkappe hin beschränken.

Wenn die Verkrümmung ihren Sitz in der untern Hälfte der Wirbelsäule hat, so erhält die Pelote keinen Schulterriemen, sondern eine ovale Form oder auch den lanzetförmigen Schnitt, wie er von Barwell in Fig. 14, S. 139 abgebildet ist.

Barwell giebt in Fig. 19, S. 200 auch eine Bandage für zwiefache Verkrümmung an. Hier laufen von der Achselhöhlen-Pelote aus die absteigenden Riemen nicht nach dem Schenkelgurt, der sich in solchem Falle nicht auf der entgegengesetzten Seite befindet, sondern nach einer lanzettförmigen Pelote, welche die untere Verkrümmung umfasst und ihrerseits wieder mit einer auf der andern Seite vom Schenkelgurt gehaltenen Hüftpelote in Verbindung steht. Ich halte diese Form nicht für empfehlenswerth, weil sich Aufgabe und Leistung bei der untern Verkrümmung nicht decken. Die Barwell'sche Bandage hat nämlich, wie der erste Blick ergiebt, nur Wirksamkeit in seitlicher Richtung, nicht aber in der Richtung von Linien, welche die Frontal-Ebene in wenig spitzem Winkel schneiden. Bei secundären untern Verkrümmungen aber tritt gewöhnlich die Achsendrehung, also die Wölbung nach hinten neben der Wirbelsäule, mehr hervor, als die seitliche Ausbiegung. Bei der Behandlung durch äussern Druck ist hier jedenfalls nur die erstere zu berücksichtigen, also für den Druck eine Richtung zu wählen, welche der Sagittalebene ziemlich parallel ist. Bei oberen Verkrümmungen liegen die Verhältnisse anders; hier schliessen sich die Rippen mittels des Brustbeins zu einem System von unter einander verbundenen Ringen, und ein seitlicher Druck von nicht zu hoher Intensität giebt zunächst dem ganzen Brustkorb eine Bewegung. Dagegen werden die gleichsam frei endigenden untern Rippen, wenn von der Seite des Rumpfes aus ein Druck auf sie einwirkt, viel eher eine noch stärkere Biegung erleiden, als auf den starken untern Theil der Wirbelsäule verschiebend einwirken. Und sobald die untern Rippen durch seitlichen Druck eine Tendenz zur Verstärkung ihrer Biegung erleiden, so pflanzt sich diese Spannung als drehende Einwirkung auf die Wirbel fort, und zwar in ungünstiger Richtung, die pathologische Achsendrehung noch vermehrend. Wenn dagegen eine Kraft von hinten, also an der Stelle ihrer stärksten pathologischen Wölbung auf die Rippen einwirkt, so erfolgt mittelbar mit der Rückdrehung der Wirbelsäule zugleich eine Verminderung ihrer Ausbiegung.

Bei der besagten Barwell'schen doppelten Bandage ist bei dem rein seitlichen Zug der Riemen gar nicht zu vermeiden, dass der Hauptdruck der untern Pelote ein seitlicher ist, und zwar ein ziemlich starker, weil diese Pelote gleichzeitig der Ausgangspunkt für den auf die obere Pelote der andern Seite thätigen Zug ist.

Ich habe daher nach einem Versuch diese Bandagenform aufgegeben und mich bemüht, in folgender Weise eine Einwirkung auf die secundäre Lendenverkrümmung zu erzielen. Ich verbinde z. B. bei rechtseitiger oberer und linkseitiger unterer Verkrümmung eine auf der letzteren aufliegende Pelote einerseits mittels eines durch einen Kautschukring elastisch gemachten Riemens mit der rechten Achselpelote, wo derselbe angenäht ist, andrerseits durch einen kurzen, an beiden Enden angenähten Riemen mit dem linken Schultergurt, und endlich mittels eines dritten, die Richtung des ersterwähnten fortsetzenden Riemens, welcher über den vordern Theil des Hüftkamms hinab nach der Schenkelbeuge der andern Seite gezogen und am obern Rande der Schenkelkappe nach innen vom Schluss derselben angeschnallt wird, mit dieser. Der Druck der so befestigten Pelote ist zwar nicht stark, aber zweckmässig gerichtet.

Wenn eine solche Barwell'sche Riemenbandage gut sitzen soll, so muss ein sorgfältiges Massnehmen vorhergehen. Ich fertige deshalb in jedem Falle von der Schenkelkappe, der Pelote und eventuell ihrem Schulterriemen, sowie vom Schultergurt am blosen Körper Papierschnitte, nehme Mass von den Zwischenräumen, in welchen Riemen zu laufen haben, zeichne da, wo ein Riemen oder eine Schnalle anzunähen ist, die Stelle und die Richtung auf und bemerke dabei zugleich die einfache Länge des Riemens in Centimetern. Danach kann jeder Riemer eine solche Bandage anfertigen.

Alle Theile der Bandage müssen mit weichem Leder gepolstert werden, die Schenkelkappe besonders am obern innern Rande, die vordern Riemen, so weit sie die Haut berühren; nur die beiden hintern Riemen gar nicht.

Eine untergeordnete Stellung nimmt in meiner Skoliosen-Therapie das Corset ein. Nach meiner Ansicht wird mit demselben viel Misbrauch getrieben. Die meisten Aeltern und viele Aerzte glauben, wenn sich an einem Kinde Schiefwuchs zeigt, mit Anschaffung eines Corsets für dasselbe ihre Schuldigkeit gethan zu haben und dann der Zukunft ruhig entgegensehen zu können. Ich habe oft meine Noth, um von solchen Anforderungen los zu kommen. Denn ein Corset kann nur stützen, nicht aber eine Skoliose heilen.

Ein Corset hat, wie ich meine, für das gesunde Weib nur zwei Anforderungen gegenüber Berechtigung der Existenz: es soll die Brüste unterstützen und für die Rockbänder um die Taille eine feste Unterlage abgeben. Diese beiden Zwecke werden auch bei heranwachsenden skoliotischen Mädchen zu gewisser Zeit die Gewährung eines Corsets nöthig machen, und es kommt dann darauf an, seinen Gebrauch und seine Gestaltung den durch die Skoliose veränderten Umständen anzupassen. Wo noch keiner jener beiden Zwecke vorliegt, da hängt die Entscheidung von der Erwägung ab, ob eine mechanische Stützung nöthig und am besten durch das Corset zu bewirken sei.

In diesem wie in jenem Falle muss das Stütz-Corset für Skoliotische einige Besonderheiten haben, nämlich bis an die Achselhöhle hinaufreichen und seitlich mit eingenähten Stahlschienen versehen sein. Auf der concaven Seite lasse ich gewöhnlich zwei solche Schienen neben einander anbringen, welche von der Achselhöhle, wo ihre Enden gut umpolstert sind, herab und ganz wenig nach hinten verlaufen, so dass ihre untern Enden am hintern Theile der Hüfte anliegen. Sind sie unten zu weit vorn befindlich, so erleidet die Haut zwischen ihnen und dem Hüftkamm schmerzhaften Druck. Auf der convexen Seite genügt in der Achselhöhle eine solche Schiene; dagegen lasse ich weiter hinten eine oder zwei Stahlschienen oder breite, starke Fischbeine so einnähen, dass ihre obern Enden sich an der skoliotischen Erhöhung anlehnen. Sie üben hier einigen Druck aus und hindern einigermaassen das weitere Hervortreten der Erhöhung. Die seitlichen Schienen sollen als Stütze dienen, die auf der concaven Seite auch eine Brücke bilden zwischen der Achselhöhle und dem Hüftkamm, um einen auf die erhöhte Seite wirkenden seitlichen Zug durch das Zuschnüren des Corsets zu gestatten, ohne dass die eingesunkene Seite des Rückens Druck erleidet. Hier kann auch ohne Nachtheil durch kleine Polster eine Correctur des Formfehlers für die äussere Erscheinung bewirkt werden, wenn dieselben aussen am Corset befestigt werden; wollte man solche Ausfütterungen aber innen, zwischen Corset und Hemde anbringen, so würden sie die hohle Seite noch mehr hineindrücken.

Das Corset muss um das Becken fest angelegt sein, in Taille und Brust aber etwas Spielraum lassen. Es wird daher am besten unten zuerst oder separat zugeschnürt.

Schreber liess auch vorn zwei starke Fischbeine einsetzen, welche sich unten innerhalb des vordern obern Darmbeinstachels und oben an die Schulter anzulegen hatten und zum Zurückdrücken der letztern bestimmt waren. Ich habe ihre Anwendung aufgegeben, weil sie entweder sich warfen oder oben zu weit aussen sassen und an den Schultern genirten. Jetzt lasse ich, wo ich passives Zurückziehen der Schultern wünsche, hinten nahe der Mitte am obern Rande des Corsets zwei Gurte annähen, welche nach vorn um die Schultern herum und unter den Achselhöhlen schräg nach hinten und unten geführt werden, wo man jeden einzeln an einem Heftel einhakt.

Solche Mädchen, welche wegen Skoliose höhern Grades eine Nyrop'sche Maschine tragen, bekommen von mir gewöhnlich auch ein derartiges Corset, damit sie im Gesellschaftsanzug, mit dem sich die Maschine schlecht verträgt, nicht ganz ohne Stütze sind, auch zum spätern regelmässigen Wechsel mit der Maschine, bevor sie diese ganz ablegen.

Als einzige Stützvorrichtung gebe ich das Corset bei Skoliosen zweiten Grades nur im Nothfall, nämlich da, wo eigentlich eine Maschine angezeigt, aber aus äussern Gründen nicht anwendbar ist.

Ich verweigere ein Corset bei Verkrümmungen niederen Grades. Selbst wo vernünftiger Gebrauch desselben zu erwarten und also ein Nachtheil nicht zu befürchten, vielleicht sogar einiger Nutzen durch Stützung zu hoffen wäre, so ist doch eine üble Folge unausbleiblich: es wird dadurch die Sorge für Selbstthätigkeit und der eigne Trieb dazu eingeschläfert, eine wirkliche Heilung also verhindert. Man muss in jeder Weise den Betreffenden klar machen: eine Heilung der Skoliose kann nicht von aussen gebracht werden; sie will durch Anstrengung erworben, verdient sein.

Wie aus vorstehenden Betrachtungen hervorgeht, lege ich bei der Heilbehandlung der Skoliose das Hauptgewicht auf die Gymnastik. Glücklicherweise war schon mein Vorgänger Schreber von derselben Anschauung beseelt, und ich verdanke diesem Umstande den Besitz eines so geräumigen und so vortrefflich angelegten Turnsaals, wie ihn wahrscheinlich keine zweite orthopädische Anstalt besitzt. Derselbe liegt im Erdgeschoss des Hauses, hat je 4 Fenster nach Süd und Ost und eines nach West, und eine Ausdehnung von 16,15 Meter in der Länge, 10,4 Meter in der Breite und 4 Meter in der Höhe. Daneben befinden sich ein geräumiges Garderobe-Zimmer zur Aufbewahrung und Anlegung der Turnkleider für Mädchen.

Im Turnsaal sind folgende Geräthe vorhanden: 3 Recks und 4 Barren von verschiedener Höhe, 2 Rückenleitern, 3 Schrägleitern, deren eine auch als wagrechte Leiter benutzt werden kann, 1 (von mir nicht benutzte) Spiralleiter nach Delpech, 2 verschiedene Rückenschwingen nach Keil, 1 Paar Knotentaue, 1 Paar Schweberinge mit anzuschnallenden Steigbügeln, 1 Hängereck, 1 Rundgehmaschine nach Kunde, 1 Schwebe nach Glisson, 1 Kreislaufsvorrichtung, 1 niedriges und ein hohes Polstergestell, beide halb zum Emporklappen, 1 Sparrengerüst mit 2 senkrechten, stellbaren Stangen, eine Vorrichtung zum Gewichtziehen, und eine grosse Anzahl von Stäben, Hanteln und Seeger'schen Kugelstäben. Endlich ist noch je 1 eiserne, mit Holz überkleidete Schrägleiter im Schlafsaal der Mädchen und in meinem Arbeitszimmer aufgestellt.

Die gymnastischen Uebungen in diesem Turnsaal bilden in der grossen Mehrzahl der Fälle entweder den alleinigen oder den Hauptbestandtheil der Cur. Diese wird je nach der Art der vorliegenden Fälle oder auch in Anbequemung an die äussern Verhältnisse in sehr verschiedenem Grade angewandt. Meine skoliotischen Pensionäre und diejenigen, welche an deren ganzer Cur theilnehmen, bringen täglich zwei Stunden im Turnsaal und zwei Stunden (die ersteren ausserdem auch die Nacht) auf den Seitenzug-Bette zu und werden schliesslich meist noch ein drittes Mal gedrückt und gerichtet. Eine grosse Zahl Andrer, die gewöhnlich ausserhalb der Anstalt wohnen, besucht nur die Stunden für specifische Gymnastik, und zwar wöchentlich 12 bis 2 Mal. Wieder Andre nehmen nur an der Turnstunde für Mädchen theil, welche zunächst für meine Pfleglinge wöchentlich 2 Mal gehalten, aber auch vielfach von Solchen besucht wird, welche keine specifischen, sondern nur Muskelübungen und richtiger Anweisung zu guter Haltung bedürfen.

Nachdem einige Tage oder auch Wochen lang Vorübungen vorausgegangen, werden einem Jeden bestimmte Uebungen vorgeschrieben, die er allemal durchzunehmen hat. Sind übereinstimmende Fälle vorhanden, so erhalten Mehrere dieselbe Uebungsreihe, zur Erhöhung des Eifers durch gegenseitige Anregung. Die Anleitung zu den Uebungen, die nöthige Hilfe und Beaufsichtigung dabei geschieht unter meiner Aufsicht durch einen Gehilfen, ausserdem in den Stunden für das weibliche Geschlecht durch eine Gehilfin und meine Frau. In die Ausführung der Manipulationen theile ich mich mit meinem Gehilfen; nur das Richten besorge ich meist allein. Es wird immer danach gestrebt, dass die Uebungen durchaus, auch im Nebensächlichen, sauber und richtig ausgeführt werden; nur so erfüllen sie ihren directen Zweck, und nur so erweckt man allmälig die nöthige Aufmerksamkeit und Andacht für die ganze Cur.

In der sogenannten allgemeinen Turnstunde für Mädchen werden, abgesehen vom Drücken und Richten, welches auch hier ebenso wie in den Stunden für specifische Gymnastik geschieht, nur gleichseitige Uebungen durchgenommen. Die sämmtlichen Theilnehmerinnen sind in zwei Abtheilungen getheilt und verwenden die erste Hälfte der Stunde auf Frei-, die zweite auf Geräthübungen. Die Uebungen werden von der ganzen Abtheilung ausgeführt, wechseln aber in jeder Stunde.

Häufig werden mir solche auswärtige Skoliotische zur Untersuchung und Beobachtung zugeführt, bei welchen eine länger dauernde Behandlung in der Anstalt entweder wegen Geringfügigkeit des Formfehlers nicht nöthig oder wegen äusserer Hindernisse nicht durchführbar ist. In den meisten solchen Fällen wird das Verlangen an mich gestellt, ein Corset oder einen Geradhalter zu verordnen. Dem pflege ich nicht zu entsprechen, weil auf diese Weise ein Haltungsfehler nicht beseitigt werden kann. Wer sich schlecht hält, muss lernen, sich besser zu halten; das ist das einzig Vernünftige. Es können zwar mechanische Vorrichtungen auch bei leichten Verkrümmungen als Unterstützung und als Anregung zur Selbstthätigkeit nützlich sein, aber nur bei sorgsamer Ueberwachung und Uebung. Dieser jedoch glauben die meisten Aeltern enthoben zu sein, sobald sie ein Corset oder etwas Aehnliches bezahlt und ihrem Kinde angelegt haben; sie haben ja nun „etwas dafür gethan." Darum gehe ich sehr schwer daran, bei leichten Formfehlern solche mechanische Vorrichtungen mitzugeben; ich suche vielmehr die Betreffenden von der Wichtigkeit und alleinigen Anwendbarkeit ihrer eignen Thätigkeit zu überzeugen; und zu solcher gebe ich dann die Anleitung.

Somit empfehle ich vor Allem die Aufsuchung und Beseitigung der Ursachen des Formfehlers — worüber ich mich in meiner Schrift „Die Skoliose" S. 43—46 und 51—56 verbreitet habe. Sodann gebe ich dem Kinde Anweisung zum Selbstrichten und gewöhnlich auch zu einigen Hilfs-Uebungen, der Mutter Anweisung zur Ueberwachung und Hilfeleistung dabei.

Dies in einer einzigen Sitzung in genügender Weise zu thun, ist nur bei geringen und nachgiebigen Formfehlern und bei geschickten, anstelligen Kindern möglich. Auf Vervollständigung der Anweisung und Einübung durch die Mutter darf man sich nicht sehr verlassen, denn in Folge der bisherigen Seltenheit guten Schulturnunterrichts für das weibliche Geschlecht giebt es nur sehr wenige Frauen, welche einen scharfen Blick für mechanische Verhältnisse und manuelle Geschicklichkeit für Manipulationen und Hilfen in genügendem Grade besitzen. Deshalb ist es gut, wenn das Kind selbst so lange eingeübt werden kann, bis es seine Aufgabe richtig ausführt; hat die Mutter dann diese richtige Ausführung gesehen und die Vorstellung davon in sich aufgenommen, so wird es ihr leichter werden, etwaige Abweichungen davon zu entdecken und zu beseitigen, als wenn sie das Richtige noch gar nicht vor Augen gehabt hat.

Aus diesem Grunde nehme ich solche Kinder, deren Behandlung nicht ganz in der Anstalt durchgeführt werden kann oder soll, gern auf einige Wochen oder Monate in meine Stunden und lasse sie eine kleine Reihe Uebungen fest und sicher lernen. Zuletzt lasse ich diese Uebungen durch das Kind der dasselbe abholenden Mutter oder älteren Schwester vormachen und weise diese an, worauf sie bei der Controle zu Hause besonders zu sehen haben und welche Fehler zu vermeiden sind. Dabei unterlasse ich nicht, den Rath zu geben, die Beobachtung, hauptsächlich beim Selbstrichten, häufig am entkleideten Körper auszuführen. Wenn mit Freiübungen nicht auszukommen ist, so beschränke ich die einzuübenden Geräthübungen auf solche an der Schrägleiter, einem Geräthe, welches für die specifische Behandlung die wünschenswerthe Manchfaltigkeit zulässt und überall leicht zu beschaffen sowie für die Stunden des Nichtgebrauchs wegzunehmen ist. So nimmt das Kind zu Hause seine Uebungstafel täglich 1 bis 2 Mal durch und stellt sich nach 3 bis 6 Monaten bei mir wieder zur Revision.

In einigen Fällen konnte ich die Leitung der heimischen Behandlung einem dazu geeigneten Arzt oder Turnlehrer übertragen, wodurch natürlich die Wahrscheinlichkeit günstigen Erfolgs erhöht wurde.

Auch bei vielen Pensionären, die eine längere Zeit in der Anstalt zugebracht haben, pflege ich in ähnlicher Weise Fürsorge für die häusliche Fortsetzung der Cur zu treffen. Ich bin ja nicht im Stande, jede Skoliose zu heilen, muss mich vielmehr oft begnügen, von der Wohlgestalt, dem Ebenmass der äussern Erscheinung zu retten, was noch möglich ist, also weitere Verkrümmung zu verhüten und die Haltung, so weit es die Umstände zulassen, zu verbessern. Soll aber der in der Anstalt erreichte Erfolg nicht später wieder verloren gehen, so muss in solchen schweren Fällen die Arbeit gegen die Skoliose bis zur völligen Beendigung des Wachsthums fortgesetzt werden. Und weil durch blose Selbstthätigkeit des Skoliotischen auch bei dem grössten Eifer das Wiederstarrwerden der Verkrümmung nicht ganz verhindert werden kann, so nehme ich solche Patienten gern von Zeit zu Zeit auf einen oder einige Monate von Neuem in die Cur, um wieder Nachgiebigkeit herzustellen.

Der Erfolg bei der Behandlung von Skoliosen hängt nicht allein von der befolgten Methode ab, sondern selbstverständlich auch von dem Entwicklungs-Grade und dem Alter des Formfehlers. Ferner spielen die Ursachen desselben bei der Prognose eine wichtige Rolle, denn wenn sie bereits der Vergangenheit angehören oder bald ausser Wirksamkeit zu setzen sind, so sind die Aussichten auf Besserung oder Heilung des Formfehlers natürlich günstiger, als wenn die ihn veranlassenden und fördernden Einwirkungen ihren schädlichen Einfluss fortgesetzt geltend machen. Bei meiner Methode kommt endlich noch eines hinzu: da sie die Selbstthätigkeit des Patienten zur Voraussetzung und zum Ziele hat, so ist ihr Erfolg auch von der Anstelligkeit, Willenskraft und Ausdauer des Patienten wesentlich abhängig.

Die ungünstigste Prognose geben die auf erblicher Anlage beruhenden Formfehler; hier ist oft auch bei sorgfältiger und energischer Behandlung eine Verschlimmerung des Formfehlers bis auf einen gewissen Grad nicht zu verhüten.

Auch bei den Skoliosen kleiner Kinder sind die Aussichten verhältnissmässig nicht günstig, denn so lange die Anweisung zur Selbstthätigkeit wegen des zarten Alters des Kindes nicht ausführbar ist, bleibt der directeste Weg zur Besserung verschlossen und die Behandlung auf äussere mechanische Einwirkung beschränkt. Von dieser ist aber nur unter gewissen Umständen etwas zu erwarten, nämlich wenn das Kind den grössten Theil der Zeit liegt und wenn die Verkrümmung mässig ist und den untern Theil der Wirbelsäule betrifft. Jedenfalls müssen solche Kinder gar nicht sitzen; wenn sie noch getragen werden, so müssen sie auf dem Arme lehnen oder liegen; denn im Sitzen ist die Verkrümmung am stärksten ausgeprägt, häufig überhaupt entstanden, und diese schädliche Haltung muss wegfallen, wenn das besser werden soll. Das Stehen und Gehen ist weniger schädlich, bei unterer Rückverbiegung sogar nützlich.

Die mechanische Einwirkung ist meist auf Lagerungs-Vorrichtungen zu beschränken. Tragbare Maschinen erfüllen am Körper kleiner Kinder ihren Zweck nicht und können sogar schädlich wirken. Das Letztere gilt besonders von den Corsets, welche ohnehin eine Skoliose nicht heilen, wohl aber die Verdauung und die Entwicklung des Brustkorbs beeinträchtigen können. Die Nyrop'sche Maschine aber bedarf, um zu wirken, fester Stützpunkte am Körper. Solche kann weder das wenig entwickelte kindliche Becken, noch der so bewegliche und nachgiebige kindliche Schultergürtel gewähren. — Auch unter den Lagerungs-Vorrichtungen ist die Auswahl beschränkt. Die stramme Befestigung, welche der Seitenzug mit Stahlfedern verlangt, wird vom Kinde nicht lange vertragen und von der zärtlichen Mutter ungern und unregelmässig angewandt. So bleibt uns nur der Schwebegurt, mit dem wir wenigstens für gewisse Fälle ein leicht anwendbares und wirksames Mittel gewonnen haben, während wir, bevor er erfunden war, bei allen Skoliosen des frühen Kindesalters in Verlegenheit waren. Doch beschränken sich die Fälle, bei denen der Schwebegurt anwendbar ist, auf Rück- und Seiten-Verkrümmungen der unteren Hälfte der Wirbelsäule. Obere Skoliosen haben meines Erachtens von ihm keine bessernde Einwirkung zu erwarten und müssen mit Hilfe vielen Liegens auf Lagerplatten möglichst vor Verschlimmerung bewahrt und hingehalten werden, bis die weitere Entwickelung des Kindes die Anwendung wirksamerer Mittel gestattet. Somit gestaltet sich die Prognose hier weniger günstig.

Im Ganzen und von den oben angeführten Ausnahmen abgesehen kann ich sagen, dass unter angemessenen Umständen bei der Behandlung, deren Grundsätze ich oben dargestellt habe, die Aussichten für Skoliotische verhältnismässig gut sind. Skoliosen ersten Grades können völlig beseitigt werden; solche zweiten Grades werden gebessert; bei Skoliosen dritten Grades lässt sich gewöhnlich die weitere Zunahme beschränken und die Beseitigung übler Neben-Erscheinungen erreichen.

Der vollständige Erfolg bei Skoliosen ersten Grades lässt sich einzig und allein durch Sorgsamkeit Derjenigen erzielen, welche die gegebenen Vorschriften auszuführen haben; er kann nicht durch Bezahlung einer Consultation und etwa eines Corsets oder Geradhalters erkauft werden: er will erworben und verdient sein. Nur in seltnen Fällen haben Laien hinlängliches Verständnis und mechanisches Geschick in diesem ihnen fremden Felde, dass sie auf einmalige Anweisung hin mit richtiger Hilfe und Anweisung dem Kinde zur Seite stehen können. Ich suche daher, wie ich bereits erwähnte, da, wo ich die Behandlung nicht dauernd übernehmen kann, das Kind wenigstens auf einige Wochen unter meine Leitung zu bekommen, um ihm die normale Haltung und einige Uebungen sorgsam einzuprägen; wenn ich dieses Ziel erreicht habe, so ist es für die Aeltern viel leichter, als bei einem ungeübten Kinde, die weitere Ueberwachung zu übernehmen. In sehr vielen Fällen bin ich auf diese Weise vollständig zum Ziele gekommen.

Bei Skoliosen zweiten Grades lässt sich, wenn man nicht gerade mit ganz ungeschickten oder widerwilligen Patienten zu thun hat, ein gewisser Erfolg durch Gymnastik ziemlich schnell erreichen. Bei jeder solchen Skoliose nämlich ist neben den Formveränderungen der Skelettheile, welche die Misform hauptsächlich bedingen, auch fehlerhafte Haltung vorhanden; denn es ist ja Voraussetzung für die Diagnose des zweiten Grades, dass die Verkrümmung noch beweglich sei. Wenn es nun gelingt, im Patienten eine klare Vorstellung von der Fehlerhaftigkeit seiner Haltung und von der Art und Weise ihrer Verbesserung zu erwecken, sodann seine Muskeln darauf einzuüben, dass sie diese Verbesserung zu bewerkstelligen vermögen, und endlich den Patienten mit Eifer für seine Aufgabe zu erfüllen, so pflegt bald eine so günstige Umwandlung der äussern Erscheinung einzutreten, dass die Aeltern oft das Werk schon halb vollendet wähnen und sich übertriebenen Hoffnungen auf baldige völlige Beseitigung des Formfehlers hingeben. Eine solche aber würde Rückbildung der Wirbel und Rippen zur normalen Form voraussetzen, und eine derartige Umformung knöcherner Gebilde braucht natürlich Zeit, viel Zeit, und kann nur in ausnahmsweise günstigen Fällen und Umständen bis zur Erreichung der Norm fortgeführt werden. Der gewöhnliche Erfolg der Behandlung bei Skoliosen zweiten Grades ist daher eine bemerkenswerthe Besserung der Haltung und eine geringe Besserung der Misgestaltung des knöchernen Thorax. Dieser Gewinn giebt aber nur dann Aussicht auf Bestand, wenn die orthopädische Arbeit bis zur Vollendung des Wachsthums und der gesammten Körperausbildung fortgesetzt wird. Sobald Patient im freien Stande seine Skoliose durch Selbstrichtung ziemlich auszugleichen vermag, ist ihm der Weg zur weitern Besserung geebnet; das Mass der letztern hängt davon ab, wie oft er diese Selbstrichtung ausführt. Zur Erleichterung derselben lasse ich gewöhnlich noch einige Uebungen, wo möglich auch eine oder die andre Manipulation zu Hause fortsetzen, um die erlangte Beweglichkeit der verkrümmten Theile und die Herrschaft über die Muskeln zu erhalten.

Die ungünstigste Prognose geben die erblichen und die bei jüngeren, schwächlichen, im Wachsthum zurückgebliebenen Kindern auftretenden Skoliosen. Nur wenn man solche sogleich beim Entstehen in Behandlung bekommt und dauernd in Händen behält, vermag man eine bedeutendere Entstellung zu verhüten. Haben sich solche Skoliosen schon bis zum zweiten Grad entwickelt, so kann zuweilen auch die vollständigste Behandlung ihre Zunahme in der ersten Zeit nicht völlig fernhalten. Trotzdem ist auch in diesem Stadium eine energische Behandlung von höchster prophylaktischer Wichtigkeit, weil solche Skoliosen, sich selbst überlassen, gewöhnlich bis zu sehr hohem Grade sich entwickeln.

Ferner gestaltet sich in solchen Fällen die Prognose weniger günstig, wo die Wirbelsäule sich in mehrere Krümmungen mit kurzem Radius geschlängelt hat und die Mitte des Rückens abgeflacht oder nach vorn ausgebogen ist. Gewöhnlich ist damit eine Rückwölbung der Lendenwirbel und, wenn auch hier seitliche Verkrümmung vorhanden ist, starke Achsendrehung an dieser Stelle verbunden.

Je fester die Skoliose ist, je stärkeren Widerstand sie also der richtenden oder drückenden Hand entgegensetzt, desto geringer sind die Aussichten auf wesentliche Besserung. Grosse Nachgiebigkeit dagegen ist nur dann ein günstiger Umstand, wenn es nicht an tüchtiger Behandlung fehlt; sich selbst überlassen nehmen solche weiche Skoliosen gewöhnlich zu.

Glücklicherweise bietet die grosse Mehrzahl der Skoliosen günstigere Verhältnisse dar. Solche liegen vor, wenn die Verkrümmung eine rein habituelle ist, also nicht auf ererbter Anlage und besondrer, in Ernährungs- und Wachsthumsveränderungen hervortretender Disposition beruht; wenn die Entstehung in die ersten Schuljahre und die weitere Entwicklung in die Zeit der Pubertät fällt, wenn die Gesundheit nicht auffallend gestört, das Wachsthum in Schnelligkeit und Richtung ein normales ist, wenn Rückenwölbung und Lendeneinziehung normalmässig vorhanden sind, die Verkrümmung aus einem längern flachen Bogen oder höchstens deren zweien besteht und sich mehr in Ausbiegung, als in Achsendrehung geltend macht. Ferner kann man im Allgemeinen sagen, dass eine Verkrümmung in der untern Hälfte der Wirbelsäule leichter erfolgreich zu behandeln ist, als in der obern, doch unter den oben angegebenen Einschränkungen, denn gegen eine kurze Lendenskoliose mit starker Achsendrehung lässt sich wenig ausrichten. Dies ist erklärlich, da die hierbei anzuwendende Schrägstellung des Beckens mehr auf die Ausbiegung, als auf die Achsendrehung wirkt, und für ein ausgiebiges Drücken hier die Rippen als Handhabe fehlen. Wenn aber eine untere Skoliose bis gegen den 8., 7. oder 6. Brustwirbel hinaufreicht, so ist sie der Behandlung sehr zugänglich; ich habe solche Formen mit starker Ausbiegung und nicht geringer Achsendrehung völlig geheilt.

Zu dieser Form gehören meist auch die statischen Skoliosen. Wo man eine untere Verkrümmung von längerer Form sieht, bei welcher die Achsendrehung überhaupt fehlt oder nicht im Verhältnis zur Ausbiegung steht, da wird die Vermuthung, dass eine statische Skoliose vorliege, durch ungleich hohen Stand der Hüftkämme beim Auflegen der Hände auf dieselben meist ihre Bestätigung finden. Im Anfangsstadium genügt hier schon die Erhöhung des einen Fusses durch eine Korksohle zur Heilung. Aber auch weiter vorgeschrittene untere Skoliosen, ob sie nun auf Schrägstellung des Beckens oder andern Ursachen beruhen, bieten für eine erfolgreiche Behandlung den Vortheil, dass die dabei nöthigen specifischen Uebungen nicht schwer zu lernen und von ziemlich durchgreifender Wirkung sind und in dem überhaupt nur bei dieser Art von Skoliose anwendbaren seitlichen Schwebegurt ein billiges und auch im Privathause leicht anwendbares mechanisches Hilfsmittel zu Gebote steht.

Schwierig dagegen ist bei der untern Skoliose das Selbstrichten zu erlernen wegen der nahen Nachbarschaft der Theile — des Beckens und der untern Thorax-Partie — welche gleichzeitig in entgegengesetzter seitlicher Richtung zu bewegen sind. Meist kann der Patient das Einziehen der Seite nur mit Betheiligung des Schulterblatts zu Stande bringen; der hierbei entstehende ungleiche Stand der Schultern muss durch Ein- und Herabziehen der andern Schulter ausgeglichen werden, und dabei pflegt die vorher eingezogene Seite wieder herauszutreten. Daher ist hier die Prognose erst dann günstig zu stellen, wenn Patient gelernt hat, die ausgebogene Seite ohne Betheiligung der Schulter einzuziehen.

Die mittlere Skoliose giebt ebenfalls um so ungünstigere Prognose, je kürzer ihr Radius ist und je mehr bei ihr die Achsendrehung vorwiegt. Auch kann hier noch ein drittes ungünstiges Moment hinzukommen: die seitliche Verschiebung des Thorax. Dagegen bietet diese Form der Behandlung einige Vortheile, welche bei der untern Skoliose fehlen. Vor Allem ist daran zu erinnern, dass wir hier die Rippen als Hebel und Handhaben benutzen können, um die Wirbelsäule zu verschieben und zu drehen. Weiterhin ist es, um auf die verschobenen und verbogenen Rippen selbst einzuwirken, ein günstiger Umstand, dass sie nach oben mit dem Schultergürtel, nach unten mit dem Becken und auch unter sich durch Muskeln verbunden sind, wir daher durch Uebungen, z. B. durch den Hang, und durch Modificationen der Athmung ihre Lage verändern können.

Endlich stehen dem Patienten auch in seinen Muskeln mehr Hilfsmittel zur Selbstrichtung bei der mittlern Skoliose zu Gebote, als bei der untern. Freilich ist dabei anfangs die Benutzung des breiten Rückenmuskels und somit die Rückwärtsrollung und Fixirung des Arms gewöhnlich nicht zu vermeiden; eben so wenig die Verwendung der rautenförmigen Muskeln, welche die Schulterblätter nicht nur der Aufgabe gemäss rückwärts, sondern auch in die Höhe ziehen; doch pflegen die Patienten, wenn sie sorgsam angeleitet werden, allmälig die Bewegung der Schulter mittels der untern Bündel des Kappenmuskels, so dass die

Arme frei beweglich bleiben, und die partielle seitliche Verschiebung der Wirbelsäule zu lernen.

Viel schwerer lernt der Patient, durch Selbstthätigkeit die Achsendrehung einigermassen auszugleichen, also Becken und Thorax gleichzeitig in entgegengesetzter Richtung um die senkrechte Achse zu drehen. Die mechanischen Hilfsmittel, obgleich sie auch hierbei nicht wirkungslos sind, reichen bei höhern Graden von Achsendrehung ebenfalls nicht aus. Erst dann würde man mit dem wünschenswerthen Grade von Wirksamkeit eingreifen können, wenn es möglich wäre, zwischen einem metallnen Reifen, welcher den Thorax in einiger Distanz zu umgeben und nur an den hervorragenden Stellen (z. B. hinten rechts und vorn links) mittels Peloten anzuliegen hätte, und einem ebenfalls metallnen, ringsum anliegenden Beckengurt eine solche Verbindung herzustellen, welche erlauben würde, den obern Reifen isolirt um seine senkrechte Achse zu drehen und seitlich zu verschieben und dann durch den Beckengurt so fixirt zu erhalten.

Die obere (Nacken-) Skoliose lässt sich beseitigen,, so weit sie in Erhöhung der Schulter, schrägem Verlaufe des Halses und seitlicher Neigung des Kopfes sich geltend macht. Der Achsendrehung hingegen, also der stärkern Wölbung einer Nackenseite, lässt sich weder durch eigne Muskelthätigkeit des Patienten, noch durch Manipulationen und Maschinen richtig beikommen, theils weil die obersten Brustwirbel wenig Beweglichkeit besitzen, theils weil diese Gegend wegen des hier aufliegenden Schultergürtels nur in sehr beschränktem Masse zugänglich ist. Dazu kommt noch, dass ein wichtiges Mittel zur Streckung und Rückdrehung der Wirbelsäule, der Streckhang an den Armen, auf diese hochliegende Partie des Thorax nicht einwirkt, weshalb nur die Streckung vom Kopf aus, also die Anwendung der Kunde'schen Gehmaschine, eventuell der Glisson'schen Schwebe, und der schiefen Ebene zur Aushilfe übrig bleibt. Damit kann man aber jedesmal nur kurze Zeit operiren, und auch die Hebung des Kopfes durch tragbare Maschinen mittels des sogenannten Minervenhauptes führt viele Unzuträglichkeiten mit sich.

Bei Skoliosen dritten Grades ist Aussicht auf wirkliche Verminderung des Formfehlers nicht, auf Verbesserung der äussern Erscheinung nur in sehr beschränktem Masse vorhanden. Doch ist auch bei ihnen nicht jede Behandlung ohne Nutzen. Bei derartigen Skoliosen, die noch in der Weiter-Entwicklung begriffen sind, lässt sich die weitere Zunahme meist bald beschränken und mit der Zeit ganz fernhalten. Schlimme Neben-Erscheinungen werden durch orthopädische Einwirkung meist verhütet oder, wenn sie bereits vorhanden sind, nicht selten wieder beseitigt. Bei ältern Patienten wird dies nur durch eine tragbare mechanische Vorrichtung geschehen können; man muss dabei aber nicht schablonenmässig verfahren, sondern für jeden Fall das Passende suchen und nöthigenfalls zu erfinden bemüht sein. Auf diese Weise ist es mir wiederholt in erfreulicher Weise gelungen, schwer leidende Personen der Thätigkeit und dem Lebensgenuss zurückzugeben.

Der Spitzbuckel.

Die Behandlung krankhafter Prozesse gehört eigentlich nicht zu den Aufgaben der Orthopädie im engeren Sinne; dieselbe hätte daher vielleicht ein Recht, die Kranken mit Wirbelentzündung den Hausärzten oder auch den chirurgischen Abtheilungen der Spitäler oder den Kinder-Krankenhäusern zu überlassen und sich die Behandlung der zurückbleibenden Formfehler vorzubehalten. Die Laien aber sind gewohnt, bei allen Rückgratsverkrümmungen den Orthopäden als letzte Instanz zu betrachten, und auch die Aerzte sind mit den verschiedenen Formen und Stadien der Rückgratsverkrümmungen meist nicht vertraut genug, um sich auf die oben angegebene Unterscheidung einzulassen. So kommt es, dass auch viele Kinder mit Spondylitis mir zur Untersuchung und Berathung zugeführt werden.

So lange noch kein Buckel vorhanden ist, gelingt es nicht immer leicht, sich vom Vorhandensein einer Wirbelentzündung Gewissheit zu verschaffen. Doch geben Erscheinungen wie: schwebender, schleifender Gang mit zurückgenommenen Armen und rückwärts geneigtem Kopfe, seitliche Verschiebung des Thorax, Schonung eines Beines, Bauch- oder Seitenschmerz, Schreien des Kindes, wenn es an oder unter den Armen gefasst und emporgehoben wird, Vermeidung der Vorbeugung, statt deren Niederkauern des Kindes, wenn es etwas vom Fussboden aufheben will, baldige Ermüdung beim Gehen, Aufstützen der Arme — meist genügenden Anhalt zu einer Wahrscheinlichkeits-Diagnose. Einige Wochen fest liegen ist dann jedenfalls rathsam.

Lässt aber das Hervorstehen eines oder mehrer Wirbel keinen Zweifel daran zu, so gilt es weiter festzustellen, ob der Prozess der Entzündung noch fortdauert oder abgelaufen ist. Für das Letztere giebt einigen Anhalt der Mangel an Schmerz bei passivem Druck auf die entsprechenden Rippenwinkel oder Querfortsätze, sowie bei passiver

Stauchung der Wirbelsäule durch plötzlichen momentanen Druck auf den Scheitel; sodann die Möglichkeit der Rumpfvorbeugung, und endlich vor Allem die Freiheit, Ausdauer und Energie der Bewegung im Gehen und Stehen. Sicher ist aber keines dieser Zeichen; nur der weitere Verlauf bringt allmälig Gewissheit.

Ist die Wahrscheinlichkeit oder Gewissheit vorhanden, dass der Krankheitsprozess noch fortdauert, so pflegen meine wichtigsten Rathschläge zu sein: ununterbrochenes Liegen und tägliche kalte Abreibungen.

Dazu bedarf es nicht der besonderen Verhältnisse und Apparate einer orthopädischen Heilanstalt; ich schicke deshalb wo möglich solche Kinder ins Aelternhaus zurück, allerdings nicht ohne meine Rathschläge, besonders die Permanenz des Liegens, ausführlich durchgesprochen und den Angehörigen dringend und ernst auf die Seele gebunden zu haben. Auswärtige Patienten müssen darauf aufmerksam gemacht werden, dass das Fahren auf der Bahn und noch mehr das auf unebenen Wegen den Wirbelkranken nachtheilig und meist schmerzhaft ist, dass daher auf der Heimreise das Kind liegen muss und auf eine neue Reise, etwa behufs Vorstellung beim Arzte, nicht mitgenommen werden darf, bevor der völlige Ablauf der Entzündung constatirt ist. Deshalb habe ich solche Kranke, wenn eine Untersuchung durch mich gewünscht wurde, öfters lieber in ihrer Heimath aufgesucht, als dass ich sie den nachtheiligen Einwirkungen einer Reise ausgesetzt hätte.

Die nasskalten Abreibungen des ganzen Körpers — welche natürlich in Lage, nicht in Stand, vorzunehmen sind, betrachte ich theils als Ableitung, theils als Anregung zur Ernährung.

In Bezug auf das Liegen selbst betone ich vor Allem, dass es, wenn es seinen Zweck erfüllen soll, keinen Augenblick unterbrochen werden darf, auch nicht beim Acte der Ausleerungen, beim Umziehen, beim Essen. Die Kinder gewöhnen sich während der Wirbelentzündung in der Regel sehr bald an das Liegen; sie fühlen, dass es ihnen gut thut. Schmerzen, die vorher bestanden haben, pflegen in der Regel zu verschwinden, Appetit und Aussehen bessert sich, die Munterkeit, welche herumgehenden wirbelkranken Kindern gewöhnlich ganz abhanden kommt, kehrt wieder. Nur ausnahmsweise ist es nöthig geworden, besondere Vorrichtungen, z. B. Schulterhalter oder Lagerplatte anzubringen, um besonders unruhigen Kindern das Aufrichten unmöglich zu machen.

Neuerdings, seit ich den Rauchfuss'schen Schwebegurt (s. oben, S. 12) kenne, wende ich häufig diesen an bei liegenden wirbelkranken Kindern. Ich erwarte davon vor Allem eine grössere Entlastung des kranken Wirbelkörpers von Druck, als sie die Horizontallage allein zu bewirken vermag, ja mehr noch, ein Auseinanderziehen der Wirbelkörper, wie sie durch Distraction mittels Gewichtzugs beabsichtigt wird. Denkbar ist auch, dass eine Lagerung auf dem Schwebegurt, wenn sie vor der Ueberbrückung der kranken Stelle durch neugebildete Knochenmasse eintritt, eine Abflachung des Buckels bewirken kann; doch habe ich einen solchen Erfolg nur einmal constatiren können; in einem zweiten Falle wurde er mir durch die Angehörigen referirt. (Vgl. auch Kunze's Dtsche. Ztschr. f. prakt. Med. 1876, 9).

Wenn die Wirbelsäule an der kranken Stelle bereits stark hervorgetreten ist, so würde das Liegen auf dem gespannten Schwebegurt an dem Gipfel des Buckels sehr bald Röthe, Schmerz und zuletzt Zerstörung der Oberhaut herbeiführen. Darum muss die Hervorragung vor Druck geschützt werden. Dies geschieht bei einem Buckel mässigen Grades durch eine wallartige Umpolsterung der betreffenden Stelle, so dass daselbst ein flacher Kessel gebildet wird. Für einen eigentlichen Spitzbuckel genügt auch das nicht; dann muss der Gurt in der Mitte ringförmig ausgeschnitten und ein gefütterter Beutel in diese Stelle eingesetzt werden, den man auch noch mit Watte auspolstern kann.

In der Bemessung der Breite des Schwebegurtes richte ich mich nach der Länge der Dislocation. Eine Breite von 20 cm., wie sie Reyher angiebt, kommt daher bei mir nie vor, aber auch nicht ein mehrzölliger Abstand des Gurtes von der Lagerfläche, sondern ein weit geringerer.

In der Nacken- und obern Rückengegend, wo sich ein Befestigungsgurt nicht anlegen lässt, habe ich es mehrmals versucht, mit einem einfachen Traggurt auszukommen, den ich in der Schultergegend durch einen halbrunden Ausschnitt in zwei Theile trennen liess, welche die Schulter unten und oben — hier mit Umschlag — umfassten und dann schräg nach oben und aussen zur Befestigungsstelle liefen. Es bedarf, um mit dieser Vorrichtung durchzukommen, einigen Geschicks der Umgebung, guten Willens des Liegenden und hoher Befestigung des Traggurtes, so dass seine Seitentheile steil emporsteigen.

Wenn das Leiden in einem der Hals- oder obersten Brustwirbel seinen Sitz hat, so ist der Schwebegurt nicht anwendbar. Nur in solchen Fällen habe ich die Distraction durch Gewichtzug zu Hilfe genommen. Um denselben am Kopfe anzubringen, benutze ich nicht den Kopfkranz, sondern eine aus Kinnkappe und länglich rechteckigem Hinterhauptskissen bestehende Vorrichtung, welche oberhalb des Kopfes an einem breiten eisernen Bügel mit Ringen eingehängt wird und an den Seiten des Kopfes nur je einen Schnallriemen hat, somit die Ohren frei lässt. Mit der Mitte des Bügels ist eine Schnure verbunden, welche nach dem Durchtritt durch ein in der Kopfwand des Bettes befindliches Loch über eine Rolle läuft, die in einer oberhalb des Loches angebrachten Nase eingeschraubt ist, und ein Gewicht trägt. Ich wende keine schweren Gewichte an, nur — je nach dem Alter des Kindes — 2 bis 6 Pfund, denn nicht eine starke, sondern eine andauernde Distraction ist meines Erachtens das Erwünschte; und die anfangs entgegenstrebenden Muskeln werden durch die unermüdliche Schwerkraft bald überwunden. — Als Gegengewicht benutze ich den Körper des Patienten; deshalb lasse ich das Kopfende der Bettstelle etwas erhöhen.

So wünschenswerth es wäre, die Horizontallage bis nach völligem Ablauf des Prozesses ununterbrochen durchführen zu können, so treten doch mit der Zeit dadurch Nachtheile für die Ernährung und die Bewegungsfähigkeit der Patienten ein, welche grösser werden können, als der zu erreichende Nutzen. Ich lasse daher jetzt das Liegen gewöhnlich nur einen bis einige Monate strict durchführen und ordne dann an, dass die Kinder täglich mehre Mal je einige Minuten lang im Zimmer herumgehen, wobei sie aber an den Seiten des Thorax (nicht etwa blos an den Armen) wohl unterstützt werden müssen.

Gewinnen die Kinder an Kräften und Bewegungslust und spricht keine bedenkliche oder zweifelhafte Erscheinung dagegen, so werden diese Spaziergänge im Zimmer verlängert, unter günstigen Umständen auf den Garten ausgedehnt, und endlich die Unterstützung weggelassen. In der Zwischenzeit soll Patient wieder liegen. Sitzen lasse ich solche Reconvalescenten noch viele Monate lang nicht.

Sind secundäre Haltungsfehler zurückgeblieben, so ist es Aufgabe der gymnastischen Orthopädie, dieselben wo möglich zu beseitigen, doch müssen erst mehre Monate in vollem Wohlbefinden nach völligem Ablauf des krankhaften Prozesses verflossen sein, bevor man damit beginnen darf, und auch dann vorsichtig und mit geringer Anstrengung. Der Hang darf nicht lang ausgedehnt, auch nicht durch plötzliche Streckungen potenzirt werden. Tiefsprung ist auf Jahre hinaus zu vermeiden.

Ist ein höherer Grad von Buckel zurückgeblieben, oder die Ausdauer des Patienten in der aufrechten Haltung zu gering, oder seine Haltung auffallend verschoben oder ausgebogen, und endlich wenn der Prozess noch nicht abgelaufen, aber anhaltendes Liegen schon längere Zeit durchgeführt worden ist und mit zeitweiser aufrechter Haltung abwechseln soll — dann wende ich meine K y p h o s e n - M a s c h i n e an. Das Wesentliche an derselben sind zwei Federn nach dem Princip der

Nyrop'schen Skoliosen-Federn (vgl. oben S. 15), aber aufrecht gestellt. und die mit denselben verbundenen obern Achselträger. Ein gewöhnlicher Beckengurt trägt hinten zwei federnde Schienen, welche an beiden Seiten der Mitte, mit einander parallel oder nach oben wenig divergirend, aufwärts gehen und so gebogen sind, dass sie bis an die Stelle des Buckels sich dem Körper nähern, von da an aber sich wieder etwas von ihm entfernen. Ungefähr in der Höhe der Schulterblattgräten sind diese federnden Schienen durch eine quer laufende steife Schiene verbunden, welche sich auf jeder Seite ein Stück nach aussen fortsetzt. An jedem Ende trägt dieselbe einen federnden Bügel, welcher nach oben, vorn und zuletzt schräg abwärts gebogen, mit Leder überzogen und am vorderen Ende in der Höhe des Schlüsselbeins mit einem in einen durchlöcherten Riemen auslaufenden ledernen Wulst verbunden ist.

Soll diese Maschine angelegt werden, so schnallt man zunächst den Beckengurt zu, biegt dann den nach hinten abstehenden obern Theil der Maschine nach vorn, bis er den Rücken beinahe berührt, führt die ledernen Anhängsel der oberhalb der Schultern befindlichen Bügel unter den Achselhöhlen nach hinten durch und befestigt sie mittels der ledernen Endriemen an kleinen Knöpfchen, welche an den aufrechten Schienen angebracht sind.

Bei lordotischer Einziehung des untern Theils der Wirbelsäule ist an denselben Schienen weiter unten an andern Knöpfchen ein breites Stück Drell mit Riemen befestigt, welches gurtartig die Brust und den obern Theil des Bauches umfasst.

Diese Maschine übt am Körper des Kyphotischen eine zwiefache Wirkung aus: zunächst hilft sie von den Bügeln aus den Körper an den Achseln tragen und nimmt so der Wirbelsäule einen Theil ihrer Last ab; zugleich aber bewirkt sie auch an der Stelle des Buckels, wo die aufrechten Schienen anliegen, einen wagrechten Druck nach vorn.

Auch die Kyphosen-Maschine von Taylor in New-York hat die Absicht, dem Buckel einen Druck nach vorn zu geben, sucht sie aber mit starren, durch Schrauben stellbaren Hebeln zu erreichen und wirkt auf die Schultern blos rückwärts ziehend, nicht tragend. Ich halte das, neben der grossen Schwere dieser Maschine, für Nachtheile derselben gegenüber der meinigen. Einige Stützung ist für den Oberkörper des Kyphotischen höchst wünschenswerth; und Federkraft ist, wo es eine anhaltende mechanische Einwirkung auf den lebenden Körper gilt, ohne allen Zweifel wirksamer und zugleich erträglicher, als ein unnachgiebiger Druck. —

Taylor verfolgt mit seiner Maschine den Zweck, den Kranken das permanente Liegen zu ersparen wendet sie also während des Prozesses.

an. Ich zweifle, dass es bei der Beweglichkeit des Schultergürtels als des unvermeidlichen obern Fixationspunktes der Maschine möglich sei, durch deren horizontale Wirkung die kranken Wirbel von allem Belastungsdruck zu befreien; und das ist doch die erste Bedingung der Heilung. Auch die Unterstützung des Brustgurtes, welcher bei tiefer Lage der ergriffenen Wirbel die zurückhaltende Wirkung des obern Theils der Maschine verstärken soll, wird dazu nicht ausreichen, denn man kann ihn aus Rücksicht auf Athmung und Verdauung nicht so fest anlegen, wie zu jenem Zwecke nöthig wäre. An meiner Maschine wird, im Gegensatz zu der Taylor'schen, durch die Federkraft der Beweglichkeit des Oberkörpers Rechnung getragen; dennoch halte ich auch sie nicht für genügend, um die therapeutischen Aufgaben bei Wirbelentzündung zu erfüllen. Ich habe es daher bis jetzt nicht gewagt, einen Kranken vor Ablauf des Prozesses mit meiner Maschine anhaltend herumlaufen zu lassen.

Solchen Kyphotischen hingegen, welche die eigentliche Krankheit überstanden haben und nur durch die zurückgebliebenen Formfehler in Haltung und Bewegungen genirt sind, thut diese Maschine sehr wohl. Sie verbessert die Haltung, giebt dem aus dem frühern Gleichgewicht gebrachten und der wieder gestatteten aufrechten Haltung ungewohnten Thorax einen guten Halt, erhöht somit die Ausdauer und Leistungsfähigkeit, und verhindert oder beschränkt endlich das weitere Heraustreten des Gibbus, welches bis zu einem gewissen Grade in den ersten Monaten der aufrechten Haltung durch die Belastung zu erfolgen pflegt.

Während kürzerer Ausruhepausen am Tage kann die Maschine am Körper bleiben; des Nachts lasse ich sie abnehmen.

Wenn die Maschine gut sitzt, darf sie keine Schmerzen machen. Die Dornfortsätze sollen frei bleiben oder höchstens, bei sehr starker Kyphose, durch eine die beiden aufrechten Schienen verbindende Lederkappe unterstützt werden. Andrerseits sollen diese Schienen nicht so weit von einander entfernt sein, dass sie ausserhalb der Querfortsätze der Wirbel anliegen; vielmehr soll ihr Druck diese erreichen. Die Schienen müssen daher an dieser Stelle gut gepolstert und, wenn der Gibbus nach den Seiten stark abfällt, nach dem innern Rande zu etwas zurückgebogen sein. Wenn die Bügel auf die Schlüsselbeine drücken, so ist, da sie vom Körper abfedern, durch Nachlassen der Endriemen leicht zu helfen. Die Richtung der Bügel, welche nach dem vordern Ende der Achselhöhle und auch nach dem Gefühle des Patienten zu bestimmen ist, kann durch Biegung des äussern Endes der Querschiene geändert werden.

Eine solche Maschine kostet beim Bandagist Reichel in Leipzig 15 bis 25 Mark.

Für die gymnastische Behandlung der Kyphosen lassen sich nur wenige allgemeine Regeln geben, weil kein Fall dem andern gleicht.

Zunächst muss ich die Mahnung wiederholen, dass man mit gymnastischen Uebungen nur sehr vorsichtig und nicht zu früh beginnen möge.

Bei der Behandlung muss man sich darüber klar sein, dass der Buckel selbst als ein durch Knochenbrücken unbeweglich gewordenes Stück der Wirbelsäule ganz ausser dem Spiele zu bleiben hat; nur die ober- und unterhalb desselben gelegenen Theile der Wirbelsäule können Gegenstand unserer Einwirkungsversuche sein. Ist es der mittlere Theil des Rückgrats, welcher von der Entzündung ergriffen gewesen ist, so finden wir ober- und unterhalb des Gibbus lordotische Einziehungen. Die untere lässt sich durch Verminderung der Becken-Neigung verringern, und es sind deshalb die Bauchmuskeln systematisch zu üben. Gegen die obere Vorverbiegung der Wirbelsäule kann anfangs nur passive Rückziehung derselben angewandt werden, sei es im Hang bei gleichzeitig von hinten fixirtem Höcker, also in Rückenschwinge, Rückenleiter, durch Manipulation, oder im Stand durch passives Richten, wobei man, an der Seite des Patienten stehend, mit der einen Hand den Buckel, mit der andern das Kinn umfasst und dieses zugleich mit beiden Schultern rückwärts schiebt. Dabei wird der Ballen des Daumens an das Kinn, die Beugeseite des Vorderarms an die eine und die Fingerspitzen an die andere Schulter angelegt. Hat sich Patient gewöhnt, die ihm so gegebene Stellung festzuhalten, so wird er allmälig auch sie annehmen lernen.

Sitzt der Höcker im untern Theile der Wirbelsäule, so ist bei verstärkter Beckenneigung der Thorax zurück-, Nacken und Kopf nöthigenfalls vorzuschieben. Aehnlich kann die Aufgabe bei oberer Kyphose sein.

Ist das Sternum sehr vorgeschoben, die Brust also vorn abnorm gewölbt, an den Seiten abgeflacht, so ist durch passiven Druck auf den Höcker mit der einen, auf die gewölbte Brustgegend mit der andern Hand bei tiefem Einathmen im Hang ein seitliches Herausheben der Rippen zu erstreben.

Seitliche Abweichungen und Verschiebungen werden wie reine Skoliosen behandelt.

Ich will nicht verschweigen, dass ich einzelne an Spondylitis leidende Kranke behandelt habe, ohne sie gesehen zu haben. Bei der Leichtigkeit der Diagnose schien mir der Mangel einer persönlichen Untersuchung das kleinere Uebel gegenüber den grossen Gefahren und Nachtheilen, welche eine weite Reise für den Patienten mit sich geführt hätte. Für ein Kind in Siebenbürgen und eines in Baiern habe ich sogar, nach den gemäss meiner Anweisung von den Angehörigen genommenen und eingeschickten Massen, Maschinen hier müssen machen lassen. Natürlich ist das nur ein Nothbehelf in solchen Ausnahmefällen, wo der persönliche Verkehr unmöglich ist wegen der in der Krankheit liegenden Behinderung des Reisens.

Hüftleiden.

Es handelt sich in diesem Kapitel für den Orthopäden um Contracturen und Dislocationen nach Hüftgelenkentzündung und um angeborene Hüftverrenkungen. Doch walten hier analoge Verhältnisse ob, wie ich sie oben bei Besprechung des Spitzbuckels erwähnt habe: obgleich die krankhaften Prozesse eigentlich nicht in das Bereich der orthopädischen Anstalten gehören: der Orthopäd wird sich ihrer Behandlung häufig nicht entziehen können.

So sind mir auch viele Fälle von frisch entstandener oder wenigstens noch nicht abgelaufener Hüftgelenk-Entzündung zugeführt worden; einzelne habe ich sogar in die Anstalt aufnehmen müssen. Wo es sich aber thun lässt, da lasse ich solche Kranke im Aelternhause und verständige mich wegen ihrer Behandlung mit dem Hausarzte. Auch an das Krankenhaus habe ich solche Patienten nicht selten verwiesen.

In leichten Fällen ist zuweilen mit Ruhe und feuchter Wärme auszukommen. „Ruhe“ aber will sagen, dass das Auftreten ganz unterlassen wird. Mit den Worten „feuchter Wärme“ bezeichne ich das Auflegen von nasskalten Compressen, welche mit Flanellbinden bedeckt und befestigt und vor dem Trockenwerden erneuert werden.

Wo sich zeigt oder erwarten lässt, dass dies nicht genügt, da wird man jetzt in der Regel zur Distractions-Methode greifen. Die Anlegung von erstarrenden Verbänden beschränke ich jetzt auf die Fälle sehr grosser Schmerzhaftigkeit und bedeutender Stellungsveränderung.

Die Auffindung der besten Art erstarrender Verbände und die Anweisung zu deren Anlegung ist Sache der chirurgischen Kliniker, welche viel häufiger und durch ihr Hilfspersonal viel besser in der Lage dazu sind, als der einzelne Privatarzt.

Ueber die Distractions-Methode dagegen glaube ich mich etwas verbreiten zu dürfen, weil ich sie vielfach verwendet und wahrscheinlich in Deutschland zuerst benutzt habe.

Es war im Winter 1865/6, als ein gewisser Dr. Langer aus Washington im hiesigen ärztlichen Verein eine Mittheilung über den Heftplaster-Zugverband und die Sayre'sche Schiene machte und sodann in meiner Anstalt die Anlegung jenes Verbandes vor mir und einer Anzahl Collegen demonstrirte. Ich hatte damals einen Fall von beidseitiger Beugungs- und Adductions-Contractur der Oberschenkel in meiner Anstalt zu behandeln und wandte dabei sofort diese Methode mit sehr gutem Erfolg an. Ein Jahr später begann ich die Behandlung einer angebornen Hüftluxation mit demselben Verfahren.

Nach den Angaben Langer's hatte diese von ihm uns demonstrirte Methode zunächst den Zweck, den Kranken während des Bestehens der Coxitis das Gehen zu ermöglichen, was besonders bei Eiterung durch die Richtungsveränderung der Schwerkraft und somit Erleichterung des Eiterabflusses von Wichtigkeit sein sollte. Auch die später von Taylor angegebene Maschine ist auf den Gebrauch während der Coxitis berechnet.

Ich glaube aber, dass während des entzündlichen Stadiums das Herumgehen des Patienten, auch mit der Taylor'schen Schiene, selten möglich und niemals gerathen ist; im Bett aber ist die Streckung durch die Taylor'sche oder Sayre'sche Schiene sehr viel unbequemer und in ihrer Wirksamkeit unsicherer, als der Gewichtzug.

Sobald der Patient ohne Nachtheil aufstehen kann, was auch durch das Bestehen von Fistelgängen schliesslich nicht allemal gehindert wird, dann ist die Anwendung einer Streckschiene allerdings von grossem Werthe für ihn.

Nach der amerikanischen Vorschrift, welche auch in Deutschland ziemlich allgemein adoptirt zu sein scheint, besteht der Heftpflasterverband, welcher als Angriffspunkt des Zuges am Beine dienen soll, aus einem einzigen Stücke Heftpflaster, welches an beiden Seiten in nach dem nächsten Ende zu gerichtete divergirende Streifen zerschnitten ist und so angelegt wird, dass diese Streifen auf beiden Seiten des Beines nach oben zu aus einander gehen, unten dagegen der hier übrig bleibende schmale Verbindungsstreifen nicht an die Fusssohle angelegt wird, sondern unterhalb derselben sich frei herumschlägt und so eine Art Steighügel bildet, in welchen der Haken der Gewichtschnure eingehängt wird.

Dieser Verband ist mir nicht dauerhaft genug; ich verfahre vielmehr folgendermassen.

Die Form des Verbandes ist verschieden nach seinem Zwecke. Ist er zu gleichzeitiger Benutzung mit Gewicht und Sayre'scher Schiene bestimmt, so darf er nur in einen Zipfel ausgehen, und zwar über dem äussern Knöchel. Soll dagegen nur Gewichtzug angewendet werden, so kann man behufs grösserer Dauerhaftigkeit zwei Zipfel bilden, den zweiten über dem innern Knöchel; und wenn die Taylor'sche Schiene zur Anwendung kommen soll, so muss ein zweizipfliger Verband vorhanden sein.

Anfangs legte ich den Verband auf die ganze Länge des Beins. Ich habe aber gefunden, dass er am Oberschenkel sich bald zu lösen pflegt und dass somit auf diese Weise wenig für eine grössere Dauerhaftigkeit gewonnen wird. Ich benutze daher jetzt, da wo ich nicht besondere Ursache habe zur Schonung des Kniegelenks, nur den Unterschenkel für den Verband.

Als Material wurde von Langer ein auf Barchent gestrichenes Heftpflaster empfohlen. Ich habe lange Zeit solches benutzt, habe auch Versuche mit Drell-Heftpflaster gemacht, bin aber später zu der Einsicht gekommen, dass dies überflüssiger Luxus ist und dass man mit gewöhnlichem gestrichenen Heftpflaster ebensoweit kommt. Dasselbe muss aber von guter Beschaffenheit sein und wenn es nicht ganz frisch oder bei grosser Luftwärme verwandt wird, in jedem Streifen vor dem Anlegen über der Flamme erwärmt werden.

Zuweilen aber begegnet man einer solchen Reizbarkeit der Haut, dass durch das Heftpflaster ein Blüthchen-Ausschlag entsteht. In solchen Fällen verwende ich Leim, indem ich Streifen gebrauchter, schmaler Leinwand-Rollbinden in flüssigen Leim tauche und so warm, als es vertragen wird, auflege. — In jedem Falle aber verwende ich nur einzelne Streifen. Die Breite derselben richtet sich, wenn Schienen verwendet werden sollen, nach der Breite der betreffenden Schnallen.

Der erste Heftpflasterstreifen wird auf der äussern Seite des Unterschenkels vom Köpfchen der Fibula an bis ungefähr zum äussern Knöchel aufgelegt; doch wird sein unterstes Ende nicht angeklebt, sondern 1 bis 2 cm. lang nach innen umgeschlagen. Auf diesem freien Ende wird das Ende jedes folgenden Streifens aufgeklebt, während derselbe nach oben zu den unterliegenden Streifen bald verlässt, um auf der blosen Haut festgeklebt zu werden. Solcher Streifen werden nach der vordern und hintern Seite des Unterschenkels hin und weiter nach der Innenseite zu so viele aufgelegt, als die Haut Platz bietet. Sollen zwei Zipfel gebildet werden, so wiederholt man das nämliche Verfahren an der Innenseite des Unterschenkels. An der obern Hälfte desselben werden sich dann die Streifen theilweise kreuzen. Die Kniekehle muss wegen der Dünnheit ihrer Haut frei von Pflaster bleiben.

Nachdem man sodann den Unterschenkel oberhalb der Knöchel mit einem Ring von Watte umgeben hat, unter welchem das untere Ende des oder der Zipfel sichtbar bleiben muss, umwindet man das Glied, so weit der Verband reicht, mit einer Rollbinde. Jede Tour wird an der vorhergegangenen, ferner an jedem Umschlag und an den Heftpflasterstreifen mit Kleister oder besser mit Leim befestigt.

Der ganze Verband muss mit grosser Sorgfalt angelegt werden; jede Flüchtigkeit und Nachlässigkeit rächt sich durch kürzere Haltbarkeit oder Erträglichkeit desselben, oft auch durch Wundwerden einzelner Stellen der Haut. Durch den letztern Umstand wird man gewöhnlich gezwungen, mit dem Anlegen eines neuen Verbandes einige Tage zu warten.

Sobald der Verband anfängt zu rutschen oder schmerzhaft zu werden, muss er abgenommen werden. Dies geschieht beim Leimverband am besten in einem warmen Lokal- oder Totalbad. Etwa anklebendes Heftpflaster wird mit Hilfe von Terpenthinöl entfernt und schliesslich das Glied mit kaltem Wasser abgewaschen. In der Regel warte ich mit Anlegung des Verbandes bis den folgenden Tag, damit die Haut unterdessen sich einigermassen erhole.

Um zur Distraction benutzt werden zu können, bedarf der Verband noch einer Vervollständigung, nämlich einer Vorrichtung zu seiner Verbindung mit der Gewichtschnure oder Streckschiene. Ich benutze dazu sehr starken Gurt von ungefähr 2 cm. Breite. Ein Stück desselben, welches vom obern Ende des Verbandes bis über die Fusssohle hinausreicht, wird auf der äussern Seite des Verbandes mit beiden Längsrändern von oben herab an den Verband, so lange er noch feucht ist, fest genäht und besonders mit dem unten hervorragenden Heftpflaster-Zipfel fest verbunden. Dasselbe geschieht bei doppeltem Verband auf der Innenseite. Am Ende des Gurtes befindet sich ein rundes umnähtes Loch, in welches dann der Haken der Gewichtschnur eingehängt wird. Der Verband darf aber erst, wenn er trocken geworden ist, zum Zug benutzt werden.

Zum Durchlassen der Gewichtschnure ist die Fusswand des Bettes einige Centimeter über der Oberfläche der Matratze durchbohrt. Ausserhalb dieses Loches ist eine Rolle angebracht, deren oberster Punkt der Höhe desselben entsprechen muss. Diese Rolle soll aber nicht frei emporragen, weil dann die Schnure leicht seitlich abrutschen könnte, sondern muss nach o b e n eingeschraubt sein, zu welchem Zwecke an der Aussenseite der Fusswand des Bettes oberhalb des Loches eine hölzerne Nase befestigt ist. Auf diese Weise verhindert die Gabel, welche die Rolle trägt, das Herausfallen der Schnure.

Das angehängte Gewicht braucht nicht schwer zu sein; bei Kindern wende ich gewöhnlich 3 bis 5 Pfund an. Die Muskeln ermüden, die Schwerkraft aber nicht. So kommt auch ein kleineres Gewicht bald zur vollen Wirksamkeit.

Zur Verbindung des Gewichts mit dem Verbande ist gute Schnure zu benutzen, nicht Bindfaden, denn die Abnutzung am Durchgangsloch und an der Rolle würde die Haltbarkeit des letzteren bald gefährten; ein Abreissen des Gewichts aber darf nicht vorkommen. An ihrem innern Ende ist die Schnure an einen S-Haken geknüpft, welcher in das Loch des Gurtes eingehängt wird.

Auch einem leichteren Gewichte wird der Körper will- und unwillkührlich allmälig nachgeben, bis der S-Haken sich an das innere Ende des Durchgangsloches anstemmt und so den Zug aufhebt, wenn nicht Vorsorge dagegen getroffen wird. Dies geschieht am einfachsten auf amerikanische Weise durch Erhöhung des Fussendes der Bettstelle. Ich benutze dazu eine ein- oder mehrfache Stufe, welche an den Rändern mit Leisten umgeben ist, damit die Füsse des Bettes nicht abgleiten können. Das grössere oder geringere Mass der Erhöhung richtet sich nach der grössern oder geringern Länge des Bettes und nach der geringern oder grössern Schwere des Patienten im Verhältnis zum angehängten Gewichte. Meist wird es zwischen 20 und 35 cm. betragen.

Wenn aber die Körperschwere des Patienten nicht bedeutend genug ist, um bei diesem leicht erträglichen Mass der Erhöhung als Gegengewicht zu genügen, so müssen noch andere Vorkehrungen getroffen werden. Wenn der Patient Verstand und guten Willen hat und blos eines seiner Beine eingehängt ist, so kann man neben das Durchgangsloch eine Fussbank auf die Matratze legen, an welcher sich der Patient mit dem freien Bein anstemmen kann. Muss man aber auch hiervon absehen, so bieten sich drei andere Wege zur Auswahl dar. Man kann Gegengewichte am Kopfende anbringen, welche man durch Schnuren mit runden, gepolsterten, um die Schenkelbeugen herumgeführten Strängen verbindet. Oder man bedient sich eines durch Riemen an den Seitenwänden des Bettes befestigten Beckengurtes mit Schenkelriemen; oder endlich man benutzt eine Lagerplatte (s. meine „Skoliose“ S. 89), deren Beckengurt ebenfalls mit Schenkelriemen versehen sein muss.

Ich habe die Contra-Extension mit Gewichten nicht angewandt, weil ich mit den Gewichtschnuren den Patienten zu sehr zu geniren fürchte; auch thun die an einem Beckengurt befestigten Schenkelriemen hinlänglich ihre Schuldigkeit. Der Beckengurt allein genügt aber nicht, wenn zur Beseitigung einer Contractur ein einseitiger Zug angewendet wird, denn Patient ist dann sehr geneigt, dem Zuge mit dem Oberkörper zu folgen und so die Stellung des Beins zum Becken, welche eben geändert werden soll, unverändert zu erhalten. Es müssen dann auch die Schultern durch Riemen fixirt werden oder eine Lagerungs-Platte zur Anwendung kommen.

Die hier geschilderte Art und Richtung des Zuges ist die gewöhnliche, aber nicht die einzige, welche vorkommen kann; bedeutendere Dislocationen des Beins um seine Längsachse oder um die sagittale Gelenkachse machen vielmehr zuweilen einen seitlichen Zug nöthig. Der dazu erforderliche Verband kann nur am Oberschenkel angebracht werden. Auch hier richten sich die Verbandstreifen in ihrem Laufe nach der Richtung, in welcher der Zug wirken soll; sie werden also spiralig um den Oberschenkel herumgeführt, wenn eine Rollung desselben erfolgen soll; und sie laufen ebenfalls spiralig, aber vorn und hinten, und somit sich an die Innenseite des Oberschenkels kreuzend und an seiner Aussenseite vereinigend, wenn wegen starker Adduction der Zug eine Richtung schräg aus- und abwärts erhalten soll. In einem solchen Falle, wo ich in Folge der Adduction das Becken auf der kranken Seite um 10 bis 11 cm. erhöht fand, habe ich die Contra-Extension, schräg aus- und aufwärts gerichtet, am gesunden Oberschenkel angebracht, und zwar, nachdem durch Beckengurt und Schulterhalter der Oberkörper fixirt war, mit vorzüglichem Erfolge.

Beim rechtwinklichen Zug nach aussen ist ein Heftpflasterverband gar nicht nothwendig; vielmehr genügt hier ein breiter gepolsterter Ledergurt, welcher oberhalb des Knies angelegt wird und an der Aussenseite mit einem Ring versehen ist. Es ist aber die Fixation des Beckens beim rechtwinkligen Zug so schwierig, dass meist der schräg abwärts gerichtete Zug vorzuziehen ist.

Wenn die Gewichtschnure über der Seitenwand des Bettes heraustritt, so bedarf es einer andern Vorrichtung zum Tragen der Rolle. Man lässt dann eine senkrechte Latte mit einem wagrechten Arm an die Seitenwand des Bettes befestigen. In diesen Arm wird die Rolle von unten her eingeschraubt; er kann nöthigenfalls verstell- und drehbar sein.

Es können Fälle vorkommen, wo die Anlegung oder Erneuerung von Zugverbänden in Ermangelung von damit vertrauten Händen nicht ausführbar ist; dann kann man versuchen, mit Ledergurten auszukommen. Dieselben müssen breit und gut gepolstert sein und zur Aufnahme des Hakens der Gewichtschnure einen Ring an sich haben. Dieser wird in den meisten Fällen nicht am Rande des Ledergürtels, sondern auf dessen Fläche seine beste Stelle finden. Solche Gurte werden oberhalb des Knies oder der Knöchel anzulegen sein. Damit der Ledergurt nicht rutsche und auf das Knie oder die Knöchel und die Gegend des Ansatzes der Achillessehne drücke, ist ihm eine graduirte Flanellcompresse unterzulegen. Zu deren Anfertigung werden eine Anzahl Flanellstreifen, in ihrer Länge dem Umfange des Gliedes entsprechend, jeder aber etwas schmäler, als der zunächst unter ihm liegende, so auf einander genäht, dass ihre Ränder auf einer Seite genau auf einander liegen und sie gemeinsam einen breiten Keil bilden, dessen Basis, wenn die Compresse umgelegt ist, nach dem Fussende des Körpers zu gerichtet ist; dann verhindert die nach unten zunehmende Dicke der Compresse das Abwärtsrutschen des Ledergurtes. Vielleicht könnte man die Compresse, um sie gut zu fixiren, mit Heftpflastermasse an die Haut ankleben.

Wenn der Verband in zwei Zipfel endigt, so braucht deshalb nicht auch das Gewicht und die damit zusammenhängenden Vorrichtungen doppelt zu sein; man muss aber dann die Enden der Gurte, damit sie nicht auf die Knöchel drücken, unterhalb der Fusssohle durch einen an beiden Enden etwas ausgeschnittenen Holzspahn aus einander stemmen.

Um dem Patienten das Umhergehen zu ermöglichen, ohne dass der Zug unterbrochen zu werden braucht, bedient man sich einer Streckschiene. Man hat die Wahl zwischen zwei Systemen solcher Schienen, je nachdem man den Patienten mit dem Fusse auftreten lassen will oder nicht. Ich lernte zuerst die erstere Form kennen, als deren Erfinder mir der Amerikaner Sayre genannt wurde. Später wurde von andrer Seite behauptet, dass sie von Davis, gleichfalls einem Amerikaner, herrühre. Die Abbildung, welche ich dann in L. A. Sayre, report on morbus coxarius; Philadelphia 1860, S. 44 gefunden habe, entspricht zwar nicht vollständig der Form der Schiene, wie ich sie kennen lernte, zeigt aber das Hauptprincip derselben so entschieden, dass wir wohl ohne Bedenken dieses mechanische Hilfsmittel die Sayre'sche Schiene nennen können.

Dieselbe besteht in ihrem Längstheile aus zwei Stücken. Das obere, längere Stück ist zunächst etwas ausgebogen, um nach der Anlegung für die vom Trochanter gebildete Erhöhung Platz zu lassen, und läuft dann als gerader runder Stab bis in die Gegend des Knies, setzt sich von da an aber in derselben Richtung noch bis unter die Mitte des Unterschenkels als Schraube fort. Dieses Stück ist aus Stahl gefertigt. Das zweite Stück, aus Messing bestehend, nur am obern Ende von einem breiten, stählernen Ring umgeben, hat die Länge des Unterschenkels, ist hohl und im obern Ende seines Innern mit einem Schraubengewinde versehen, in welches die Schraube des obern Stücks hineinpasst. Durch den erwähnten Ring geht eine kleine Stellschraube zum Fixiren der Schraube.

Das obere Ende des obern und das untere Ende des untern Stücks tragen Vorrichtungen, um die Verbindung der Schiene mit dem Körper herzustellen. Oben ist ein schräg abwärts gerichteter und sowohl auf die Fläche wie auf die Kante gebogener metallener, um eine quere Achse drehbarer Bügel befestigt, welcher die Hüfte oberhalb des Trochanter in der Richtung der Schenkelbeuge seitlich eine kurze Strecke weit etwas divergirend umfasst und durch einen dicken festen Schenkelgurt zum Ringe geschlossen werden kann. Der metallne Bügel hat den Zweck, Einschnürung der Schenkelbeuge zu verhindern. Der Schenkelgurt hatte an dem amerikanischen Exemplar, welches ich zuerst sah, eine elastische Verdopplung, die ich weggelassen habe, weil ihre Nachgiebigkeit die Wirkung der Schiene beeinträchtigt.

Am untern Ende des untern Stücks ist ein um die senkrechte Achse drehbares Ruder eingeschoben, welches durch eine kleine Schraube, die in der Wand des hohlen Stabes läuft, am Herausrutschen verhindert wird. Im untern verbreiterten Ende des Ruders läuft querüber ein Schlitz, welcher zum Durchziehen des vom Verband auslaufenden Befestigungsgurtes besimmt ist. Um denselben befestigen zu können, befindet sich am untern Ende des Hohlstabes eine Schnalle.

Die Verbindung des untern Endes der Schiene mit dem Bein erfolgt mit Hilfe des Distractionsverbandes, welcher in diesem Falle nur einen Endzipfel haben muss. Nachdem der Schenkelgurt zugeschnallt ist, wird der vom Verband auslaufende Gurt durch einen an passender Stelle angebrachten Querschlitz im Strumpfe, dann den Spalt des Ruders gezogen, nach oben geschlagen und ziemlich fest eingeschnallt. Dann fixirt man mit einer Hand das Ruder und dreht mit der andern den messingnen hohlen Stab dergestalt, dass die bis dahin ganz in ihm verborgne Schraube des obern Stücks allmälig herausrückt, und zwar so lange, bis die Schiene einem versuchsweise ausgeübten Druck nach oben festen Widerstand entgegensetzt. Durch Festdrehen der Stellschraube sichert man den Zustand.

Da sich zur Anlegung des Heftpflaster-Zugverbandes nicht überall geübte und geschickte Hände vorfinden, so habe ich im Verein mit meinem poliklinischen Mitarbeiter Hrn. Dr. Taube neuerdings den Versuch gemacht, ohne einen solchen auszukommen. Wir haben nämlich die Sayre'sche Schiene mittels eines Bügels mit dem Schuh, einem starken Schnürschuh verbinden und ausserdem oberhalb des Knies einen breiten Schnallgurt mit graduirter Einlage anbringen lassen, welcher durch einen äussern Riemen mit dem Schuh in straffe Verbindung gebracht wird. Der Zug wird also hierbei durch den Schuh und den Schnallgurt auf das Bein übertragen. Im ersten Falle kam es darauf an, einer alten Frau, welche mit einem schlecht geheilten Schenkelhalsbruch behaftet war, das Gehen zu ermöglichen und die Schmerzen zu beseitigen. Der erste Zweck wurde erreicht, wenn die Schiene gut angelegt war, der zweite bis jetzt nicht vollständig. Bei zwei andern Fällen stehen wir noch im Beginn des Versuchs. Wenn auch Gewichtzug angewendet werden soll, so lässt sich dazu der vom Schenkelgurt auslaufende Riemen benutzen.

Wenn es gilt, das Auftreten mit dem Fusse selbst ganz zu vermeiden, also dem Beine die Aufgabe, den Körper zu tragen, völlig abzunehmen, so ist es die Taylor'sche Schiene, welche diesem Zweck entspricht.

Ich lernte dieselbe im Frühjahr 1871 kennen, und zwar durch ein Exemplar, welches in meinem Auftrag durch einen befreundeten Collegen in New-York aus der Taylor'schen Werkstatt daselbst entnommen und mir zugeschickt wurde.

Diese Schiene ist sehr viel stärker und schwerer, als die Sayre'sche. Der stützende Stab ist zugleich eine Zahnstange und von einem metallenen Mantel umgeben, welcher zur Befestigung einer Kniekappe dient und die Zahnstange nur so weit frei lässt, dass ein kleines Zahnrad eingreifen hann, wenn es mittels eines anzusteckenden Schlüssels gedreht wird. Hierdurch erfolgt die Verlängerung und somit die streckende Wirkung der Schiene.

An ihrem obern Ende hat sie nicht einen Bügel für einen Schenkelriemen gleich der von Sayre, sondern einen metallenen Beckengurt, an welchem zwei Schenkelriemen befestigt sind.

Die Bewegung der Schiene an diesem Beckengurt ist eine zweifache. Zunächst ist sie durch ein gewöhnliches Scharnier mit demselben verbunden und kann somit in der Frontal-Ebene, im Sinne der Ab- und Adduction bewegt werden. Dieser Theil der Schiene, welcher im Scharnier endet, ist flach und von einer Schraube durchbohrt, welche sich mit ihrem innern Ende an den Beckengurt stemmt und durch deren Drehung ein mehr oder minder grosser Winkel zwischen der Schiene und dem Beckengurt gebildet, also sobald das Bein mit der Schiene verbunden ist, eine Abductions-Stellung bewirkt werden kann.

Kurz unterhalb dieser Schraube ist ein flaches Drehgelenk in der Schiene angebracht, welches eine Bewegung derselben im Sinne der Sagittal-Ebene zulässt, sei es nun, dass sich die Schiene einer Beugungs-Stellung des Oberschenkels anzupassen hat, oder dass sie beim Gehen des Patienten an der Pendel-Bewegung des Beines theilnehmen soll.

Unten endigt die Taylor'sche Schiene in einen breiten, starken, auf der untern Fläche noch mit einer Ledersohle versehenen eisernen Bügel, an welchem aussen und innen die Enden des Zugverbandes mittels Schnallen zu befestigen sind, und zwar so, dass der Fuss, sobald die angemessene Verlängerung der Schiene hinterher erfolgt ist, frei über der Fläche des Bügels schwebt.

Diese Schiene scheint das einzige Mittel zur Distraction zu sein, welches Taylor anwendet, denn er legt sie seinen Patienten auch im Bett an, und er behält sie natürlich bei, wenn dieselben im Stande sind, aufzustehen und herumzugehen.

Ich habe diese Schiene, bevor ich sie hatte, nicht vermisst und fühle meinen Heilapparat durch ihren Besitz nicht wesentlich bereichert. Bei zu Bett liegenden Patienten hat ihr Gebrauch, besonders das Anlegen und Abnehmen, mancherlei Unannehmlichkeiten, aber vor der Distraction durch Gewichte gar keinen Vorzug, und bei empfindlichen Patienten, denen jede Bewegung heftige Schmerzen macht, sieht man sich sehr bald genöthigt, sie wegzulassen. Bei gehenden Patienten hat der Umstand, dass das Bein gar nicht belastet wird, vielleicht den Vortheil, dass man den Patient früher kann aufstehen lassen; aber die Entfernung der den Fussboden berührenden Sohle des Bügels von der Sohle des Fusses hat ein so bedeutendes Hinaufschieben der betreffenden Beckenhälfte zur Folge, dass man entweder auch dem andern Fuss eine sehr hohe Sohle geben und dadurch die Leichtigkeit und Sicherheit des Ganges beeinträchtigen, oder eine Adductionsstellung des Beines sich gefallen lassen muss. Ich bin aus diesen Gründen bei liegenden Patienten in den dazu geeigneten Fällen zur Distraction durch Gewichte und bei gehenden zur Anwendung der Sayre'schen Schiene zurückgekehrt. Jedoch sind meine Erfahrungen nicht zahlreich genug, um diese Frage endgültig entscheiden zu können.

In Deutschland, wo das Publikum durchschnittlich nicht übermässig bemittelt ist, würde auch der hohe Preis der Taylor'schen Schiene deren häufige Anwendung verhindern. Mein Exemplar kostete bei Taylor selbst 34 Dollars, während ich eine Sayre'sche Schiene je nach der Grösse für 20 bis 35 Mark bekomme.

Für mich also ist die Streckschiene, wie ich oben bereits angedeutet, hauptsächlich ein Hilfsmittel bei Behandlung der Folgezustände der Hüftgelenksentzündung, der Contracturen, und kommt zu diesem Zwecke nur in Verbindung mit dem Gewichtzug zur Anwendung. Wie man die Handhabung des letzteren, wenn er einmal eingerichtet ist, ohne Bedenken den Angehörigen des Patienten überlassen kann, so kann man verständige und gewissenhafte Frauen auch zur Anlegung der Schiene heranziehen; jedoch lieber erst dann, wenn der Patient an dieselbe gewöhnt ist. Für die ersten Wochen ist die tägliche Beihilfe eines Arztes oder der Aufenthalt in der Anstalt nicht gut zu entbehren. Im Anfang darf man die Schiene bei Weitem nicht so fest anlegen, wie sie später liegen soll. Auch an das Gehen mit der Schiene, welche die Beugung des Unterschenkels verhindert, muss sich der Patient erst gewöhnen. Endlich muss Vorsorge getroffen werden, dass die Schenkelbeuge, welche beim Auftreten des Patienten einen starken Druck durch den Schenkelgurt auszuhalten hat, nicht wund werde. Ich lasse sie deshalb täglich mit einer adstringirenden Flüssigkeit, als welche sich mir die Zahntinctur „Eau de Botot“ bequem und zweckentsprechend erwiesen hat, gehörig einpinseln. Ausserdem lasse ich in keinem Falle die Schiene den ganzen Tag ohne Unterbrechung tragen, vielmehr jeden Patienten gegen Mittag eine Zeit lang mit eingehängtem Gewicht liegen. Die Schiene braucht dabei nicht ganz, sondern nur am untern Ende losgeschnallt zu werden.

In allen Fällen von Hüftcontractur, in welchen der entzündliche Prozess seit längerer Zeit abgelaufen ist, wende ich Manipulationen an, sei es allein, oder in Verbindung mit Distraction. Dieselben haben natürlich nur da einen Sinn, wo einige Beweglichkeit noch vorhanden ist, sind also bei knöcherner Verwachsung ausgeschlossen. Ihre Einwirkung kann allerdings jedesmal nur eine sehr kurze sein, aber, überwacht von dem Gefühl des Ausführenden, so hoch gesteigert werden, wie es in keiner andern Weise möglich ist; bei häufiger Wiederholung kann es somit nicht ausbleiben, dass die Summe der Einzelwirkungen allmälig als Erhöhung der Beweglichkeit zur Erscheinung kommt. So lange freilich das gewonnene Mass derselben nicht durch die activen Bewegungen des Patienten erhalten wird, darf in der Anwendung der Manipulationen keine längere Pause eintreten, weil sonst sicher ein Rückschritt erfolgt.

Die Ausführung der Manipulationen bei Hüftcontracturen geschieht bei mir auf einem schmalen, hohen Polstergestell von ungefähr $1^1/_6$ m. Länge, dessen Seiten mit Trittbretern in zwei verschiedenen Höhen versehen sind und dessen Polster zu einem Drittel in die Höhe geklappt werden kann, damit Kopf und Schultern des Patienten erhöht liegen. Die Fixirung des Beckens erfolgt zunächst durch einen quer über gespannten Kautschukstrang, dessen Enden mit je einer kurzen Kette von Messingringen versehen sind, welche in Knöpfe an der untern Fläche des Polster-Rahmens eingehängt werden. Diese Fixirung genügt aber nicht, muss vielmehr durch die Hände eines kräftigen Gehilfen, welche sich auf die Seiten des Beckens fest aufstemmen, verstärkt werden. Nöthigenfalls sind Mitbewegungen des Oberkörpers oder des zweiten Oberschenkels noch durch einen andern Gehilfen zu verhindern.

Am häufigsten ist Streckung wegen vorhandener Beugungs-Contractur angezeigt. Patient nimmt dazu die Bauchlage ein und wird am Becken nur auf der betreffenden Seite durch Aufdrücken fixirt. Man schiebt dann eine Hand nach der andern zwischen der Vorderseite des Oberschenkels oberhalb des Knies und dem Polster durch, so dass eine Hand unterstützend auf die andre zu liegen kommt oder beide sich in einander falten und hebt dann den Oberschenkel mit allmälig gesteigerter

Kraft empor, bis Patient Schmerz empfindet. Dann geht man in der Streckung nicht weiter, lässt aber zunächst, so lang die Kraft ausreicht, auch nicht nach, sondern macht in möglichst schneller Folge, aber ganz geringer Ausdehnung, also gleichsam zitternd, mit dem erfassten Oberschenkel eine Anzahl Bewegungen auf- und abwärts, um den Muskelwiderstand zu überwinden. Schliesslich lässt man das Bein langsam in seine frühere Lage zurücksinken.

Ist das Bein während des Verlaufs der Coxitis in gestreckter Stellung erhalten worden, so ist gewöhnlich Beugungshemmung vorhanden. Patient kann dann — meist unter Mitbewegung des Beckens mittels der Lendenwirbel, — leidlich gehen, aber schlecht sitzen. Es sind dann Manipulationen angezeigt in der Richtung der Beugung. Patient ist dabei in Rückenlage durch Druck auf beide vordere obere Darmbeinstachel und durch Festhalten des gesunden gestreckten Oberschenkels gut zu fixiren. Bei Ausführung der passiven Beugung bringt man zunächst den Unterschenkel in Beughalte und hebt dann den Oberschenkel entweder in ähnlicher Weise, wie ich es oben für die Streckung empfohlen habe, oder mit der Ellbeuge oder auch stemmend.

Etwas Schmerz dabei ist nicht zu vermeiden, und wenn der Patient sich dadurch soweit hinreissen lässt, dass er durch gewaltsame Anspannung der Oberschenkelstrecker die Manipulation hindert, so ist eine erfolgreiche und zugleich vorsichtige Ausführung derselben unmöglich. Man muss dann versuchen, mit Ueberredung, Geduld und kurzen, schnellen Hin- und Herbewegungen des Gliedes das Hindernis zu beseitigen.

Ist der Oberschenkel zugleich um seine Längsachse gerollt (gedreht), so kann man sich des gebeugten Unterschenkels als Kurbel bedienen und mittels derselben, während das Becken gut fixirt ist, die Gegenrollung sowohl in der Streckhalte des Oberschenkels ausführen, als mit der Beugung verbinden.

Gewöhnlich ist auch eine abnorme Ab- oder Adductionsstellung des Oberschenkels und damit scheinbare Verlängerung oder Verkürzung des Beins vorhanden. Der Patient kann dann nämlich nur durch Senkung oder Hebung der betreffenden Hüfte das Gehen und Stehen auf dem contrahirten Beine ermöglichen, denn im andern Falle würde eine Divergenz der Beinachse von der Schwerlinie nach aussen oder innen, letzteres unter Kreuzung der Beine, erfolgen, also ein Tragen des Körpers unmöglich sein. Bei der Abductionsstellung geschieht das Fixiren des Beckens auf der gesunden Seite von oben, auf der kranken von unten, das passive Adduciren aber ist mit gleichzeitigem Emporstemmen zu verbinden. Soll das Bein hingegen abducirt werden, so ist die kranke Seite des Beckens durch Druck von oben auf den Hüftkamm und die gesunde Seite durch aufwärts gerichteten Druck auf das Knie bei gebeugtem Unterschenkel festzuhalten. Auch mit diesen Manipulationen kann Rollung verbunden werden.

Auch bei Dislocation des Schenkelkopfes können solche Manipulationen Erfolg erzielen. Natürlich wird dieser Erfolg sich nur auf die Beweglichkeit des Beins beziehen können, nicht aber sich als Reduction des dislocirten Schenkelkopfes, nicht in Beseitigung der hier wirklichen Verkürzung sich geltend machen, gegen welche letztere eine Erhöhung der Sohle als Nothbehelf anzuwenden ist. Ich lasse diese Erhöhung immer etwas geringer machen, als das Mass der Verkürzung beträgt, damit noch ein stumpfer Winkel zwischen der Längsachse des Beins und der Querachse des Beckens erhalten bleibt, denn ich denke mir, dass der Schenkelkopf, wenn er sich so mehr von aussen gegen das Becken anstemmt, weniger Neigung haben wird, noch weiter in die Höhe zu rücken, als wenn die Beinachse nach oben zu von der Längsachse des Körpers divergirt.

Angeborne Hüftverrenkung.

In den zahlreichen Fällen dieses Bildungsfehlers, welche mir zugeführt worden sind, habe ich anfangs von jedem Heilverfahren abgesehen. Zu dem Pravaz'schen Verfahren konnte ich mich wegen des von ihm erforderten jahrelangen Liegens nicht entschliessen. Ein breiter, den untern Theil des Thorax mit umfassender Beckengurt, den ich einmal versuchsweise aus Guttapertscha formte, um den Rollhügeln einen Halt von oben zu geben, konnte nicht so stramm befestigt werden, dass er dem Druck von unten beim Auftreten nicht nachgegeben hätte. Nachdem ich aber die Distractionsmethode kennen gelernt und erprobt hatte, wurde ich einmal durch meinen Freund und Collegen Braune, jetzt ord. Prof. der Anatomie hier, auf den Gedanken gebracht, jenes Verfahren auch bei angeborner Hüftluxation zu versuchen. Es handelte sich damals um eine einseitige, ziemlich bewegliche Luxation bei einem sechsjährigen Mädchen, bei welcher sich der Gang allmälig verschlechtert hatte. Nach $^5/_4$jähriger Behandlung mit permanenter Distraction fand ich, nachdem der Heftpflaster-Verband seit einigen Tagen entfernt, der Zug also ausgesetzt und das Auftreten jedenfalls nicht unterblieben war, das Bein wieder hinaufgerutscht. Als ich dasselbe herunterzuziehen suchte, fühlte ich ein deutliches Einschnappen, worauf das Bein losgelassen nicht wieder freiwillig hinaufging. Wohl aber konnte ich das Bein durch Adduciren und Druck nach aussen leicht wieder frei machen und emporschieben. Ich wiederholte die ein- und ausrenkenden Handgriffe theils behufs Feststellung der Thatsache, theils zur Demonstration für die Angehörigen ziemlich oft, jedesmal mit demselben Erfolge. Es musste sich also eine Erhöhung auf der Fläche des Hüftbeins gebildet haben, welche die Stelle eines obern Pfannenrandes versah. — Bei der nächsten Erneuerung des Verbandes, eine Reihe von Wochen später, war das erwähnte Manöver nicht mehr möglich; der Schenkelkopf blieb an seiner Stelle. — Nach zweijähriger Behandlung liess ich die Patientin frei. Die Verkürzung betrug noch zwischen 1 und 2 cm.; beim Gehen zeigte sich, wenn das Kind sich Mühe gab, gar keine Seitenbeugung des Rumpfes mehr, sondern nur ein geringes Senken desselben. — Die Patientin kam mir aber aus den Augen und gewöhnte sich, obgleich sie eine erhöhte Sohle hatte, das Gehen auf der Fussspitze an. Dadurch wurde die betreffende Hüfte gehoben, der Oberschenkel in einen spitzen Winkel mit der Querachse des Beckens gebracht und die Widerstandsfläche für den Trochanter vermindert. So war es natürlich, dass derselbe wieder emporwanderte und dass ich ein Jahr später im Liegen 2, im Stehen 3 cm. Verkürzung fand. Ich hatte nun eine Zeit lang Gelegenheit, das Kind Uebungen machen zu lassen. Patientin lernte bald wieder besser gehen, wenn sie ihre Aufmerksamkeit darauf richtete, und behielt bis an ihren vor einigen Jahren erfolgten Tod die Fähigkeit, sich anhaltend und schmerzlos aufrecht zu bewegen.

Der nächste Fall, in welchem ich dieses Verfahren wieder durchführte, betraf einen 4jährigen Knaben, welcher beidseitige angeborne Hüft-Luxation hatte und fast noch gar nicht gegangen war. Derselbe wurde 2 Jahre lang in meinem Hause ebenfalls mit Distraction behandelt und einigermassen gymnastisch geübt. Der Erfolg war ein relativ recht günstiger, noch 4 Jahre später sprachen die Aeltern ihre volle Zufriedenheit mit demselben aus.

Diese und andre, seitdem gemachte Erfahrungen berechtigen mich zu dem Ausspruch, dass durch eine in genügender Dauer und mit Sorgsamkeit durchgeführte Distractionscur die aus angeborner Hüft-Luxation entstehenden Functionsstörungen wesentlich vermindert werden können. Die Aufgabe, welche die Distraction dabei zu erfüllen hat, ist: den Schenkelkopf so lange an einer möglichst tief gelegenen Stelle des Hüftbeins festzuhalten, bis sich dort in Folge des Drucks von Seiten des Schenkelkopfs und der Drehbewegungen, welche derselbe beim Gehen ausführt, eine umrandete Vertiefung gebildet hat, welche die Stelle der Pfanne einigermassen versehen kann.

Um dies zu erreichen, muss die Distraction eine unaufhörliche sein, abwechselnd durch Gewichtzug im Liegen, durch die Sayre'sche Schiene im Stehen und Gehen. Vgl. hierüber S. 38 bis 44.

Leider aber ist eine solche Cur nicht immer durchführbar. Ueberhaupt ist sie nur da angezeigt, wo sich der Femur auf dem Hüftbein einigermassen hin und her schieben lässt. Aber auch dann müssen noch 3 andre Bedingungen erfüllt werden, damit ein Erfolg erzielt werde; es bedarf einer sorgsamen und geschickten Hand zur Anlegung des Verbandes, einer ausdauernden Energie in Durchführung der Distraction, und einiger Widerstandsfähigkeit der Haut. Ich habe es wiederholt versucht, die weitere Durchführung des Verfahrens, nachdem ich dasselbe eingeleitet und gezeigt, einem am Wohnorte des Patienten befindlichen Collegen zu überlassen; meist aber musste ich die Erfahrung machen, dass die Sache für weit schwieriger gehalten wird, als sie wirklich ist. Das Distractionsverfahren bei angeborner Hüftverrenkung kann nur dann wirklich von Bedeutung werden, wenn sich Aerzte in der Provinz zu dessen Ausführung entschliessen und in den Stand setzen.

Die nöthige Gewissenhaftigkeit in der Handhabung des Verfahrens lässt sich bei den Müttern meist, bei Wärterinnen nicht selten durch eindringliche Belehrung und Ermahnung erwecken. Doch ist häufige Controle nie überflüssig.

Auch bei grosser Sorgsamkeit kann es geschehen, dass unter dem Verbande eine oder die andre Stelle der Haut in Folge von Verschiebung oder ungleichem Druck wund wird, besonders wenn der Verband, sobald er anfängt sich zu lockern, nicht sofort entfernt wird. Das hat weiter nichts auf sich, als dass das Kind nach Abnahme des Verbandes einige Tage lang, bis die wunden Stellen geheilt sind und ein neuer Verband angelegt werden kann, liegen muss. Es kommt aber auch vor, dass in Folge aussergewöhnlicher Reizbarkeit der Haut sich ein Ausschlag bildet oder dass die Schenkelbeuge nicht an den Druck des Gurtes gewöhnt werden kann. Im erstern Falle lässt sich zuweilen durch einen Wechsel des Verband-Materials, z. B. durch Ersatz des Heftpflasters durch Leim, Hilfe schaffen; in einem Falle aber bin ich durch eine aussergewöhnliche Reizbarkeit der Haut gezwungen worden, das Distractionsverfahren ganz einzustellen.

Bis jetzt habe ich diese Methode nur bei Kindern von nicht unter 4 und nicht über 10 Jahren angewandt. Bei älteren Kindern wird man wahrscheinlich nicht mehr denjenigen Grad von Verschiebbarkeit des Beins vorfinden, ohne welche die Cur keinen Sinn hat; andrerseits pflegen Kinder unter 4 Jahren mit angeborner Hüftverrenkung noch nicht so geübt im Gehen zu sein, dass sie mit der Streckschiene, also bei behinderter Kniebeugung, bald und sicher gehen lernen.

Ich glaube, dass eine zweijährige unausgesetzte Behandlung nöthig ist, um zu dem erreichbaren Erfolge zu gelangen. In dieser Zeit darf das Kind niemals ohne Streckschiene auftreten. Wenn der Verband abgenommen ist, so muss Patient so lange liegen, bis der Verband erneuert ist und wieder benutzt werden kann. Auch in dieser Zwischenzeit ist es zweckmässig, die Distraction durch Gewichtzug fortzusetzen. Um den Haken anhängen zu können, genügt das Anlegen eines Streifens Heftpflaster mit einer Schlinge oder einem Steigbügel unter der Fusssohle, oder einer Rollbinde, die zur Schonung der Haut auf einem Schnürschuh angelegt sein kann.

Nur in den ersten Wochen der Behandlung braucht man das Auftreten ohne Schiene nicht unbedingt zu verbieten; denn die Cur bedarf Zug und einer Vorbereitungszeit, in welcher das Kind allmälig an den stärkern an das Gehen ohne Kniebeugung zn gewöhnen ist.

Nach Beendigung der eigentlichen Distractionscur muss Patient fleissig in sorgsamem, möglichst gleichmässigen Gehen geübt und vor der Angewöhnung eines fehlerhaften Ganges, z. B. mit Auftreten blos auf der Fussspitze oder mit Seitenneigung des Rumpfes bewahrt werden.

Kniecontracturen.

Wo noch einige Nachgiebigkeit vorhanden war, bestand mein Verfahren in streckenden Verbänden und Manipulationen, denen zuletzt active und Widerstandsbewegungen folgten. In ganz leichten Fällen von Anfang an, in andern zur Nachbehandlung wurden Schienen, die mit Beckengurt und Kniekappe verbunden waren, an den Schuhen befestigt.

Zum streckenden Verbande bediente ich mich längere Zeit hindurch breiter elastischer Stahlschienen, welche, in der Hauptsache convex und an beiden Enden leicht concav gebogen, in der Form einem zum Schiessen dienenden Bogen glichen. Beide Enden gingen verschiebbar durch Drahtbügel, welche auf runden oder ovalen, etwas biegsamen Platten befestigt waren. Diese Platten wurden der äussern oder hintern Contur des Oberschenkels ein Stück unterhalb des Trochanters und des Unterschenkels oberhalb des äussern Knöchels oder unterhalb der Wade entsprechend gebogen, sehr dick mit Watte gepolstert und zunächst mit Heftpflaster befestigt. Die mit den Enden auf diesen Platten aufliegende und durch Drahtbügel mit denselben verbundene, bogenförmig vom Bein abstehende Schiene wurde nun durch die Hände eines Assistenten, welche das Bein ober- und unterhalb des Knies und die Schiene zugleich kräftig umfassten, dem Knie genähert, worauf das Ganze mit einer durch Kleister oder Leim befestigten Rollbinde umgeben wurde. Die Federkraft der Schiene wirkt in dieser Weise sehr kräftig auf Verminderung des vom Bein gebildeten Winkels. Aber der Verband hält nicht lange, weil die Schiene, so lange sie etwas bogenförmig gekrümmt bleibt, sich bald auf die Seite legt und somit unwirksam wird. Wollte man aber die Schiene so schwach machen, dass sie durch den Zug der Binde ganz gestreckt würde, so wäre ihre Kraft nicht ausreichend.

Darum wende ich jetzt lieber Hohlrinnen von starkem Draht an. Dieselben haben auch in der Längsrichtung etwas Convexität, umfassen das Glied nicht ganz zur Hälfte und verjüngen sich von oben nach unten. Als Masse zur Anfertigung braucht man nur die Länge und die beiden Kreisbögen am obern und untern Ende. Vor der Anlegung umklebe ich die Ränder der Rinne mit Heftpflaster, füttere sie stark, besonders oben und unten, mit ungeleimter Watte und umgebe sie sammt dem Bein mit einer Rollbinde, die ich mit Leim befestige. Am Knie sowie ober- und unterhalb desselben muss man jede Tour kräftig anziehen, während man mit der andern Hand, vom Assistenten unterstützt, Knie und Rinne einander möglichst nähert. Patient bleibt liegen, bis der Verband trocken geworden ist. Etwas Schmerz wird gewöhnlich in den ersten Tagen nicht ausbleiben, pflegt sich aber allmälig zu verlieren. Ist blos ein Bein eingebunden, so pflegen die Kinder bald mit dem steifen Bein laufen zu lernen. Sind beide Knie gefesselt, so hat es mit dem Gehen bei kleineren Kindern seine Schwierigkeit; man thut daher bei solchen besser, nur ein Bein zunächst vorzunehmen.

Der Verband wird abgenommen — am leichtesten im warmen Bad — und erneuert, sobald er zu rutschen anfängt oder wenn ein fixer Schmerz eine wund gedrückte Stelle vermuthen lässt. Drei bis vier Verbände pflegen zu genügen, um ein Valgusknie mittlern Grades so weit nachgiebig zu machen, dass eine stählerne, mit dem Schuh verbundene und mit Kniekappe versehene Schiene die Heilung vollenden kann. Ich lasse an dieser Schiene gewöhnlich eine Schraube anbringen, welche das Knie-Scharnier in Streckung feststellt, um die Beine nöthigenfalls noch eine Zeit lang in Streckung erhalten zu können; erst wenn das Knie seine normale Form wiedererlangt hat, gebe ich durch Entfernung dieser Schraube die Kniebeugung frei.

Valgusknie geringen Grades bei kleinen Kindern behandle ich gewöhnlich nur mit Manipulationen.

Bei hochgradiger und veralteter Valgusstellung des Knies muss man vom Gehen zunächst ganz absehen und den Patienten einige Monate lang im Bette behandeln. Ich pflege mich dabei des längst gebräuchlichen Holzrahmens zu bedienen, in welchem die Kniekappen durch Schrauben angezogen werden.

Die Beugungscontracturen kommen so verschiedenartig vor, dass sich bei denselben bestimmte Sätze über Dauer und Aussicht der Behandlung nicht formuliren lassen. — Ist die Beugung sehr stark, so können zunächst Rinnen nicht zur Anwendung kommen; dann ist es Aufgabe der Distraction mit Gewichten, den ersten Theil der Streckung zu bewirken. Ist der Winkel bis auf ungefähr 30° vermindert, so kann die Heilung dann durch Rinnenverband vollendet werden.

In Fällen mit grösserer Starrheit, also besonders bei Erwachsenen, wo mit der Rollbinde zu wenig Kraft ausgeübt werden könnte und wo Manipulationen nicht fehlen dürfen, befestige ich die Hohlrinne mit Schnallgurten und wirke auf Streckung des Knies mittels einer Kniekappe. Mit einer solchen Rinne kann man nöthigenfalls auch ein bewegliches Fussbret verbinden, welches, wie beim Stromeyer'schen Apparat, mit Hilfe langer Vorderriemen den durch Contractur der Wadenmuskeln gestreckten Fuss beugt.

Die Behandlung ganz starrer Ankylosen ist Sache der Chirurgie; nur bei der Nachbehandlung kann zuweilen die Orthopädie wirksam eingreifen.

Fussdeformitäten.

Klumpfüsse, die einen ziemlich geringen Theil meines Materials bilden, habe ich je nach ihrem Grade in verschiedener Weise, mit Sehnenschnitt, Gypsverband, Stromeyer'scher Maschine, Schiene am Schuh, Manipulationen behandelt. Mit der innern Schiene habe ich in einem Falle zur bessern Fixirung des Fusses und zur Verminderung seiner Flächen- und Kantenkrümmung einen Riemen verbunden, welcher, innen im Schuh an dessen innerem Rand in der Gegend des Ballens der grossen Zehe befestigt, unter der Sohle des Strumpfes nach aussen lief, sich um die Tuberositas des fünften Mittelfussknochens nach oben herumschlug und über den hintern Theil des Fussrückens laufend an einer unterhalb des innern Knöchels an der Schiene befestigten Schnalle straff angeschnallt wurde. Wenn das Oberleder in der Gegend des Ballens der grossen Zehe stark genug ist, um dessen Ausweichen nach innen zu verhindern, so wirkt dieser Riemen sehr günstig.

Die Durchschneidung der Achillessehne glaube ich überall da entbehren zu können, wo sich der Fuss durch fremde Hand so weit beugen lässt, dass seine Achse mit der des Unterschenkels einen rechten Winkel bildet.

Mit Manipulationen lässt sich sehr viel erreichen, wenn man Ausdauer und den Patienten lange genug zur Verfügung hat. Ich verfahre dabei in folgender Weise. Ein Gehilfe hält dem liegenden oder lehnenden Patienten den Unterschenkel schwebend und das Knie gestreckt. Ich selbst, der Fusssohle des Patienten gegenüber stehend oder sitzend, umfasse mit der ungleichnamigen Hand den Fuss von unten, fixire mit dem Daumen den Ballen der grossen Zehe, drücke mit der Hohlhand auf die Mitte des äussern Fussrandes, lege die Finger fest auf den Fussrücken nach der Spanne zu und bewirke nun mit allmälig zunehmender Kraft gleichzeitig Rollung nach aussen, Streckung des Vorderfusses nach aussen und oben und Beugung des ganzen Fusses gegen den Unterschenkel. Wenn die Kraft der einen Hand nicht ausreicht, so hat die andere zu assistiren, indem sie den Fussrücken umfassend den Druck der zuerst angelegten Hand verstärkt, und zwar mit dem Daumenballen am Ballen der grossen Fusszehe und mit der Hohlhand und den Fingern am Fussrücken und der äussern Kante. Den Muskelwiderstand überwindet man durch langsames, aber nicht nachlassendes Vorgehn, zuletzt aber, indem man mit der Hand den Fuss gewissermassen erzittern lässt.

Bei dieser Behandlung muss man durch mechanische Mittel dafür sorgen, dass der Patient in der Zwischenzeit nicht auf der Kante, sondern auf der Sohle auftritt.

Ist beim Patienten noch einige Herrschaft über diejenigen Muskeln vorhanden, welche den Fuss beugen und nach aussen rollen, so suche ich diese Herrschaft durch Widerstandsbewegungen zu vermehren. Da es hier nur auf Uebung der Fussbeuger, bezw. der Auswärtsroller ankommt, nicht ihrer Antagonisten, so kann eine mehrmalige Wiederholung der Uebung nur mit Hilfe des lebendigen Widerstandes, wie ihn uns die schwedische Gymnastik gezeigt hat, erreicht werden. Beim Gesunden, Kräftigen würden wir zwar nicht in Verlegenheit kommen; wollten wir z. B. die Fussbeuger üben, so hätten wir zwischen Fussbeugen im Hang und Stütz, Hackengang, Fusshang u. a. m. die Auswahl. Alles das ist aber nicht anwendbar beim Klumpfüssigen, der, wenn er überhaupt den Fuss bewegen kann, dies nur mit ganz geringer Kraft und Ausgiebigkeit zu thun vermag. Wir sind bei ihm daher auf Fussbeugung im Liegen angewiesen. Wenn aber der Patient dieselbe rein selbstthätig ausführt, so muss er nach Vollendung der Bewegung den Fuss durch Contraction der Strecker wieder in Streckhalte bringen, um die Beugung widerholen zu können. Wir wünschen aber nur Bethätigung der Beuger, nicht Contraction der ohnehin mit überwiegender Kraft verkürzten Strecker. Um nun jene zu erreichen und diese zu vermeiden, nehme ich meine Hand zu Hilfe. Ich umfasse den Fuss des liegenden Patienten, fordere diesen zu langsamer Beugung desselben auf und leiste dabei einen nach Kraft und Dauer derartig abgemessenen Widerstand, dass die Bewegung mit Aufbietung aller vorhandenen Kraft, aber ohne Unterbrechung und bis ans Ende der Möglichkeit ausgeführt wird. Dann verstärke ich die in meine Hand gelegte Kraft und bringe den Fuss unter fortwährendem Beugungsbestreben des Patienten wieder in Streckung. So fort bis zur Ermüdung des Patienten. Ich nenne diese Uebung „Fussbeugen und -strecken lassen mit Widerstand“. — Bei schwacher Intensität der Bewegung kann man in der Periode der Beugung an die Widerstandsbewegung eine Hilfsbewegung, also eine Unterstützung des Beugungsbestrebens des Patienten, und schliesslich eine Manipulation, also Fortsetzung der Beugung ohne Mitwirkung des Patienten anschliessen.

In analoger Weise wird überall verfahren, wo man eine krankhaft verminderte Leistungsfähigkeit einzelner Muskelgruppen an den Extremitäten wieder heben will.

Von den mechanischen Hilfsmitteln ist und bleibt mir die Stromeyer'sche Maschine das wichtigste. Ich lasse dieselbe, wo es nöthig ist, Tag und Nacht tragen und nur ein oder zwei Mal täglich des Manipulirens wegen auf kurze Zeit abnehmen. Sie kann nicht ganz ersetzt werden durch die Schiene am Schuh. weil bei dieser die Drehung des Fusses innerhalb des Schuhs nicht völlig verhindert werden kann. Ich benutze daher die letztere nur zur Nachbehandlung, oder auch als Nothbehelf für mit Klumpfuss mässigen Grades behaftete auswärtige Patienten, die ich andernfalls mit Manipulationen und Uebungen behandeln würde.

Bei Spitzfuss mit geringer Nachgiebigkeit hat sich mir ebenfalls die Stromeyer'sche Maschine bewährt. In einem Falle, bei einem Manne von 42 Jahren, welcher als Rest einer geheilten Lähmung beiderseits Spitzfuss und untergeschlagene Zehen behalten hatte und dadurch seit 4 Jahren am Gehen ganz gehindert gewesen war, wurden an den Stromeyer'schen Maschinen noch besondere Gurte für die Zehen angebracht. Mit Hilfe dieser mechanischen Behandlung und täglicher Manipulationen kam Patient bereits nach 4 Wochen so weit, dass er auf den Maschinen frei stehen konnte. 14 Tage später entliess ich ihn, damit er die Behandlung zu Hause fortsetze. Laut brieflichen Mittheilungen hat er 3—4 Monate nach Beginn der Behandlung angefangen zu gehen; 7 Monate später legte er zwar noch täglich Vormittags die Maschinen an und empfand dabei lästiges Ziehen; aber Nachmittags machte er täglich grosse Spaziergänge.

Eine leichtere Form von Spitzfuss kommt nicht selten als Folge lang anhaltenden Liegens vor. Die auf den Fersen aufliegenden Füsse senken sich, indem sie dem Zuge der Schwere nachgeben, in gestreckte Lage und können, wenn dies lange angedauert hat, zuletzt vom Patienten nicht mehr gebeugt werden. Wenn man solche Patienten aufstellen will, so setzen sie die Füsse weit vor der Schwerlinie auf den Boden, weil sie nur so die Ferse in Berührung mit demselben bringen können. Natürlich können sie so nicht stehen. Durch fleissiges passives Beugen der Füsse bei gestreckt gehaltenen Knien kommt die Sache meist binnen wenigen Tagen wieder in Ordnung.

Bei den activen Uebungen lässt sich die Körperschwere in mehrfacher Weise zur Beugung der Füsse verwenden; am einfachsten durch Vorsenken des steif gehaltenen, mit den Händen vorn unterstützten Körpers, während die Fersen activ oder nöthigenfalls passiv am Fussboden festgehalten werden; ferner im Ausfallstand vorwärts, im Hockstand u. a. m., immer ohne die Ferse vom Fussboden zu entfernen.

Plattfuss.

Einen Plattfuss von so hohem Grade, dass ein Gypsverband nothwendig war, habe ich nur ein einziges Mal zur Behandlung bekommen. In allen andern Fällen bin ich mit einer der folgenden Verfahrungsweisen oder mehrern derselben — gleichzeitig oder nach einander — combinirt, ausgekommen.

1) Plattfusseinlage, einfach oder doppelt. Die erstere ist nur bei den geringsten Graden von Plattfuss genügend, welche das im Normalzustand von der Fusssohle nach dem innern Rande zu gebildete Nischengewölbe nur vermindert, nicht verstrichen zeigt. Dass überhaupt eine Neigung zur Plattfussbildung vorhanden ist, lässt sich schon am Schuh daran erkennen, dass der vordere Theil der Sohle und der Absatz auf der innern Seite mehr abgelaufen ist und dass die hintere Naht des Schuhes, wenn Patient steht, von der Achillessehne an nach unten zu nicht senkrecht verläuft, sondern nach aussen abweicht.

Ich kann es nicht billigen, wenn man in solchen Fällen nur den Absatz innen zu erhöhen pflegt, denn der Vorderfuss bedarf zum Mindesten derselben Einwirkung. Ich lasse daher lieber in der ganzen Länge des Fusses eine Korksohle einlegen — auf der eigentlichen Sohle, unter der s. g. Brandsohle — welche am innern Rande 5 bis 10 mm. hoch ist und nach aussen zu allmälig abnimmt, so dass sie am äussern Fussrand ganz dünn aufhört. Das Oberleder wird, wie bei andern Schuhen, an der eigentlichen Ledersohle befestigt, deckt also den innern Rand der Korksohle und muss daher etwas höher sein.

Ist der Fuss völlig abgeflacht, so kommt auf die abgeschrägte Einlegesohle noch eine Auflage, ebenfalls von Kork, in der Form einem halben Uhrglas ähnlich, welche an der Stelle auf die Korksohle befestigt wird, wo der Fuss sein Nischengewölbe bilden soll. Der innere Rand dieser Auflage hat die Form eines flachen Kreisabschnitts; in der Mitte, die unter das Kahnbein zu liegen kommt, ist sie ungefähr eben so dick, wie die Korksohle an ihrem innern Rande; von da aus nach vorn, aussen und hinten wird die gewölbte Oberfläche allmälig niedriger. Der halbkreisförmige Rand dieser Auflage reicht nicht ganz bis an den äussern Rand der Korksohle, und erreicht auch vorn und hinten nicht ganz den Ballen der grossen Zehe und die Ferse. — So sind die zwei Elemente der doppelten Plattfusseinlage; natürlich steht es dem Schuhmacher frei, sie aus einem Stück zu formen.

Wo Kork nicht zur Verfügung steht, da kann man die Einlage auch aus gut getrocknetem, recht filzigen Torf schneiden.

Mit Hilfe dieser Plattfusseinlage erfolgt eine Verbesserung der Fussstellung nur durch die Schwere des Körpers beim Auftreten, also beim Gehen und Stehen. Ist aber auch am hängenden Fusse eine starke Drehung um seine Längsachse sichtbar, so ist eine anhaltende Einwirkung erforderlich. Eine solche erfolgt durch die

2) Plattfussschiene, eine äussere, bis unter das Knie hinaufreichende Schiene, welche mit dem wagrechten Theile des an der Schuhsohle vor dem Absatz befestigten Bügels, der mit ihr in der Höhe des Sprunggelenks durch ein Scharnier verbunden ist, einen Winkel von 70 bis 75° bildet, so dass sie im freien Zustand sich mit dem Unterschenkel kreuzt. Wenn sie nun zurückgedrängt wird, um an die Aussenseite des Unterschenkels angelegt zu werden, so hebt der Bügel den Innenrand des Fusses in die Höhe. Nahe dem obern und dem untern Ende der Schiene geht je ein Gurt von ihr aus, welcher sie mit dem Unterschenkel verbindet.

3) Zur Nachbehandlung, wenn eine der erwähnten Behandlungsweisen vorausgegangen ist, oder wenn eine solche wegen nicht ganz jugendlichen Lebensalters des Patienten nicht angezeigt erschien und nur das Gehen erleichtert werden soll, pflege ich den französischen Plattfussriemen anzuwenden. Am äussern Rande der Sohle hinter der Stelle, wo der Ballen der kleinen Zehe aufliegt, ist ein Riemen innen befestigt, welcher, wenn Patient den Schuh anhat, auf der Sohle des Schuh's und unter der des Strumpfes schräg nach innen und hinten läuft, in der Gegend des Kahnbeins sich um den innern Fussrand nach oben schlägt, allmälig schmäler werdend die Spanne überschreitet, vor und unter dem äussern Knöchel durch einen Spalt im Leder des Schuhs nach aussen tritt und an einer am obern äussern Rande der Fersenkappe schräg angenähten Schnalle straff angeschnallt wird. Es ist dazu ein starker Schuh erforderlich, welcher auf der Spanne zugeschnürt wird.

4) Auch bei Plattfuss sind Manipulationen eine nützliche Hilfe. Sie bestehen hier in Drehungen des ganzen Fusses nach innen um seine Längsachse, und des Vorderfusses um eine vom Kahnbein schräg aus-, ab- und vorwärts nach der Mitte des äussern Fussrandes laufende Achse.

Schulter-Contractur.

Wenn die Verwachsung des Oberarmkopfes mit der Gelenkfläche des Schulterblatts eine ganz starre ist, so gestaltet sich die Behandlung ganz anders, als wenn noch etwas Beweglichkeit vorhanden ist. Im ersteren Fall ist die Aufgabe, die Beweglichkeit des Schultergürtels zu erhöhen, weil nur dadurch die Brauchbarkeit des Armes gesteigert werden kann. Im zweiten Falle dagegen gilt es, die Beweglichkeit des Arms im Schultergelenk, also ohne Betheiligung des Schultergürtels, zu vermehren. Dies geschieht entweder durch Hebung des Arms bei Fixirung der Schulter durch Druck von oben, oder bei hoch fixirtem Arme durch Zurückstemmen des hinter der Achselhöhle vortretenden Schulterblatts von seinem äussern Rand aus.

Ellbogen-Contractur.

Die passive Beugung oder Streckung lässt sich am leichtesten in senkrechter Ebene ausführen, indem die eine Hand, auf einer Fläche ruhend, den abwärts gewendeten Ellbogen von unten umfasst. Wenn der Patient mit dem Oberarme der Bewegung des Vorderarms zu folgen sucht, so muss ein Gehilfe die Schulter fixiren. Die Manipulation ist mit Supinirung des Vorderarms zu verbinden. Sie darf nie heftig ausgeführt werden; mit Geduld und leisem Erzittern oder mit schnellen Beugungen und Streckungen durch den ganzen Raum der Beweglichkeit überwindet man den Muskelwiderstand sicherer, als mit Gewalt.

Hand- und Finger-Contractur.

In welcher Weise Manipulationen auszuführen sind, lehrt jeder Fall selbst. Bei den Muskelübungen an dieser Stelle empfiehlt sich die Anwendung lebendigen Widerstandes, weil man auf keine andere Weise die Muskeln zur vollen Kraftentfaltung bringen kann. Für die Hand werden gewöhnlich Uebungen in allen 4 Richtungen angezeigt sein, für die Finger nur in der Richtung der Streckung, theils weil gewöhnlich Beugungscontractur — zuweilen nur mit Ausnahme des Gelenks zwischen Mittelhand und erster Phalanx — vorhanden ist, theils weil die Beugung der Finger schon durch jedes Zugreifen und Anfassen geübt wird. Bei Streck-Uebungen der Finger legt man die gleichnamige Hand auf den Rücken der Hand des Patienten, so dass jeder Finger durch den gleichnamigen gedeckt ist, und leistet den sich streckenden Fingern etwas Widerstand und bringt die an der Gränze der Streckfähigkeit angelangten unter Widerstand des Patienten wieder in Beugung.

Schiefhals.

Wo ich eine Kopfnicker-Sehne scharf angespannt finde, da pflege ich den Fall einem meiner chirurgischen Collegen behufs Durchschneidung der Sehne zuzuweisen. Zur Nachbehandlung oder wo eine Sehnendurchschneidung nicht nöthig war, kamen allemal Manipulationen und zuweilen eine Bandage in Anwendung. Die letztere besteht nur aus Gurt. Zwei Systeme von Gurten umfassen den Kopf und die Schultern und sind mit einander durch Schnallgurte verbunden, welche durch ihre Anordnung und Richtung die erforderliche Drehung und Neigung des Kopfes bewirken. Leider findet sich das zur Anlegung dieser Bandage unentbehrliche Geschick nicht häufig vor, und sowohl deshalb, als auch nachdem ich wiederholt gesehen habe, wie viel sich bei gehöriger Ausdauer mit Manipulationen erreichen lässt, habe ich die Bandage in den letzten Jahren nicht angewandt — ohne sie für entbehrlich in allen Fällen zu halten. Dagegen habe ich bei Kindern, welche meine Anstalt besuchten, mich des Längszugs als Unterstützungsmittels bedient und dazu die Kunde'sche Gehmaschine benutzt. Mit der Glisson'schen Schwebe oder der schiefen Ebene lässt sich dasselbe erreichen.

Die Manipulationen nehme ich allemal im Reitsitz vor, auf einem hohen schmalen Polstergestell, ich hinter dem Patienten sitzend, dessen Schultern gleichzeitig von einem Gehilfen fixirt werden. Liegt blos seitliche Neigung und Verschiebung vor, wie sie, meist in mässigem Grade, aber häufig, in Begleitung von Nacken-Skoliose sich zeigt, so lege ich meine Hände, die Finger (bei Verschiebung nach rechts) der linken Hand nach oben, die der rechten Hand nach vorn und oben gerichtet, an die Seiten des Kopfes. Ist der Kopf z. B. nach rechts geneigt und verschoben, so schiebe ich ihn mit meiner rechten Hand nach links — oben, wo die Fingerspitzen anliegen, mehr als unten; links lege ich das Handgelenk auf die Schulter dicht am Halse und drücke diese nach unten, während gleichzeitig die im rechten Winkel gegen den Vorderarm zurückgebogene Hand durch Anstemmen der Mittelhand an den Unterkiefer und durch Druck der Fingerspitzen auf die Schläfengegend dafür sorgt, dass der Kopf, sobald er von rechts aus in die gerade Stellung erhoben worden ist, sich nicht weiter nach links neige, sondern ohne Haltungsveränderung nach links verschoben werde.

Wenn der Schiefhals von Verkürzung einer Sehne des Kopfnickers herrührt, so findet sich Verschiebung und Wendung des Kopfes nach der einen Seite und gleichzeitig Neigung desselben nach der andern Seite vor. Liegt die Verkürzung beispielsweise rechts, so ist der Kopf nach rechts geneigt und nach links gewendet und verschoben. Dann lege ich meine rechte Hand längs dem Unterkiefer an, umfasse mit den Fingerspitzen das Kinn, ziehe dieses nach rechts und hebe gleichzeitig mit dem am Warzenfortsatz des Schläfenbeins anliegenden Daumenballen die rechte Seite des Kopfes. Die linke Hand ist links etwas weiter hinten angelegt, fixirt mit den Fingern den linken Winkel des Unterkiefers und schiebt mit der Handfläche den Kopf nach rechts.

Veitstanz.

Einige Fälle von Veitstanz gelangten bei dem Gebrauch gymnastischer Uebungen binnen 6 Wochen bis 3 Monaten zur Heilung. Ich liess dabei vorzugsweise Freiübungen, aber auch einige leichte Bewegungen an Geräthen ausführen. Diesen Uebungen allen war gemeinsam, dass sie wenig Kraftaufwand verlangten und dass die Bemühung des Uebenden dahin gerichtet sein musste, sie langsam, ohne Unterbrechung oder Wechsel des Zeitmasses und in möglichst gleichmässiger Richtung, ohne seitliche Abweichungen und Umwege auszuführen.

Lähmungen.

Von solchen kommen dem Orthopäden hauptsächlich die „essentiellen“ oder „spinalen“ Kinderlähmungen zu Gesicht. Bei den höhern Graden derselben hat die Diagnose natürlich keine Schwierigkeit, um so grössere hingegen die Behandlung. Ist die Lähmung nicht ganz frisch — und solche bekommt fast nur der Hausarzt in die Hände — so ist an völlige Heilung nicht zu denken. Doch ist dies kein Grund, die Hände hoffnungslos in den Schooss zu legen und den unglücklichen Gelähmten seinem Schicksale zu überlassen. Jedem Gelähmten kann der Orthopäd noch wesentlich nützen, wenn er ihm auch nicht zum unbeschränkten Gebrauch seiner Glieder verhelfen kann.

Sind beide Beine oder eines derselben völlig gelähmt, so werden Heine'sche Stützmaschinen dem Patienten das Auftreten ermöglichen, auch wo etwas Contractur vorhanden ist. Contracturen höheren Grades erfordern zunächst die Anwendung von Manipulationen oder Distraction. Ist dem Patienten einige Herrschaft über seine von der Lähmung betroffen gewesenen Arm- oder Beinmuskeln geblieben oder wiedergekehrt, so lässt sich dieselbe durch Widerstands-, Frei- und Geräthübungen steigern — allerdings nur bis zu einem gewissen Punkte, nach dessen Erreichung die Fortsetzung der Uebungen nur das Gewonnene zu erhalten, nicht zu mehren vermag. Auch die in Folge der Kinderlähmung gewöhnlich entstandene Skoliose bietet der Behandlung ein dankbares Object dar. Die Ernährung der paretischen Glieder wird durch Knetungen und nasskalte Abreibungen wesentlich unterstützt.

Wenn von der Lähmung nur ein geringer Rest zurückgeblieben ist, so hat die Diagnose oft ihre Schwierigkeit. Dem Orthopäden werden solche Patienten nicht wegen Lähmung, sondern wegen Skoliose oder eines andern Formfehlers zugeführt. Handelt es sich um ein Bein — und das ist der gewöhnliche Fall — so ist dasselbe etwas kürzer, der entsprechende Hüftkamm steht niedriger, der untere Theil der Wirbelsäule ist nach dieser Seite ausgebogen. In solchem Falle ist es immer gerathen, das kürzere Bein näher zu untersuchen. Die Spuren eines früheren Lähmungsanfalls zeigen sich an demselben in geringerem Umfange des Oberschenkels und der Wade, in grösserer Weichheit der Muskulatur und in geringerer Wärme der Haut, zuweilen auch in einem momentanen Erzittern der vordern Oberschenkelmuskeln beim Aufsetzen des Beins während des Gehens. Sind dergleichen Reste einer früheren Lähmung vorhanden, so lasse ich das Bein fleissig üben und täglich nasskalt abreiben. Ausserdem wird, um das Becken gerade zu stellen und die untere Ausbiegung der Wirbelsäule zu beseitigen, das kürzere Bein durch eine Korksohle erhöht. Zeigt sich auch dann noch Skoliose, so ist dieselbe in geeignete Behandlung zu nehmen.

Nicht selten bleibt als Folge des Lähmungsanfalls eine Parese beider Beine zurück, welche durch die Unmöglichkeit, die Knie zu strecken, charakterisirt wird. Die in den Hüft- und Kniegelenken gebeugten Beine sind nicht im Stande, ohne Hilfe den Körper zu tragen. Hier hat man für die Behandlung zwischen zwei Wegen zu wählen. Entweder streckt und stützt man die Beine durch Maschinen, giebt dem Kranken dadurch in verhältnismässig kurzer Zeit die Fähigkeit, sich auf seinen Beinen fortzubewegen, verzichtet aber darauf, ihm jemals die Stützmaschine entbehrlich zu machen, da man die Muskeln ausser Thätigkeit setzt, ihre Erziehung zu Leistungsfähigkeit und Gehorsam somit unmöglich macht.

Daher wird man von diesem Verfahren absehen, so lange die Strecker des Unterschenkels einigermassen fungiren. Die Aufgabe der Behandlung ist dann aber nicht blos die Erhöhung des Kraftmasses dieser Streckmuskeln, sondern auch Verminderung des Widerstandes, welchen die verkürzten Beugemuskeln der Streckung entgegensetzen. Deshalb sind passive, ohne Mitwirkung des Patienten ausgeführte, und Hilfs-Streckungen erforderlich, bei welchen das Streckungsbestreben des Patienten durch fremde Hand unterstützt wird. Am leichtesten lässt sich dies ausführen, wenn Patient mit dem Rücken und dem grössten Theil der Oberschenkel auf einem hohen Polstergestell liegt und sich bemüht, die herabhängenden Unterschenkel emporzuheben, zu strecken. Man nöthigt ihn dabei anfangs durch einigen am untern Ende der Vorderfläche des Unterschenkels angebrachten Widerstand zu möglichster Kraftentfaltung; sobald er aber mit der Streckung nicht weiter kommt, verwandelt man den Widerstand in Unterstützung, indem man den Unterschenkel am untern Ende von hinten umfasst, das Knie fixirt und unter Mithilfe des Patienten die Streckung fortsetzt.

Ausserdem hat man für solche Fälle im Niederlassen zur Hocke und Aufrichten eine wirksame und überall ausführbare Uebung. Der in der beschriebenen Weise Gelähmte kann diese Uebung natürlich nicht in voller Ausdehnung und nicht ohne Hilfe ausführen, er kann sich nicht, wie der Gesunde, im freien Stande bis zum Aufsitzen auf den Fersen niederlassen und bis zur völligen Streckung der Knie aufrichten; er wird sich vielmehr mit den Händen an einem festen Gegenstande anhalten oder durch fremde Hände unterstützen lassen und sich auch nur so weit niederlassen, als seine Widerstandskraft noch in Function bleibt.

Bei kleinern Kindern ist solche fremde Hilfe unentbehrlich, wenn es sich um die Lähmung nur eines Beines handelt. Man hat hier, während der eine Arm den Oberkörper umfasst und tragen hilft, mit der andern Hand das gesunde Bein emporzuhalten, so lange jedes Niederlassen und Aufrichten dauert, damit Patient dabei nur die Muskeln des schwachen Beins in Thätigkeit setze. Die fremde Hilfe soll natürlich nicht die Arbeit allein verrichten, sondern nur so weit eingreifen, als die Kraft des Patienten unzureichend ist.

In einem Falle habe ich mich bemüht, auch beim Tragen von Maschinen während des Gehens die Selbstthätigkeit der Streckmuskeln mit heranzuziehen und die dabei erforderliche Hilfe durch Spiralfedern zu gewähren. Die Maschinen genügten nicht; doch ist damit nicht ausgeschlossen, dass sich dieses Princip in besserer Anwendungsweise und dann erfolgreich durchführen lasse.

Lähmung des grossen Sägemuskels.

Aus der Reihe von Fällen, in welchen ich diese Affection gefunden habe, kann ich, so weit meine Erinnerung reicht, nur einen einzigen anführen, bei welchem ich eine gymnastische Cur in genügender Dauer habe durchführen können. Ein junger Mann war von Lähmung des rechten Serratus plötzlich befallen worden, als er den Hebel einer grossen lithographischen Presse, den er sonst mit beiden Händen zu fassen pflegte, mit der rechten Hand allein plötzlich und heftig niedergezogen hatte. Eine elektrische Behandlung war eine Reihe von Wochen hindurch ohne Erfolg angewandt worden. Nach mehrmonatlicher gymnastischer Behandlung konnte Patient, nach einer Unterbrechung von 30 Wochen, zu seiner gewohnten Arbeit zurückkehren, bei welcher er seitdem, nun über 4 Jahre lang, ungestört verblieben ist. Die Heilung ist aber keine vollständige; noch jetzt kann Patient den Arm aus der Seitstreckhalte nicht direct in die Hochstreckhalte überführen, sondern nur mit einem kleinen Umweg nach vorn, und der untere Winkel des Schulterblatts hebt sich dabei noch weit von der Rippenwand ab.

Die specifischen Uebungen bestanden in seitlicher Hebung und in Vorstreckung des Arms, in mancherlei Formen ausgeführt, daneben in Uebung aller andern Schultermuskeln, besonders des untern Theils des Kappenmuskels.

Einen ähnlichen, aber nicht gleichen Fall habe ich als Lähmung der untern Stränge des rechten Kappenmuskels diagnosticirt. Patient, ein Mädchen von 10 Jahren, kam in mein Haus wegen mittler rechtseitiger, unterer linkseitiger Skoliose. Sobald sie sich richten, also u. a. die rechte Schulter ab- und einwärts bewegen sollte, näherte sich nur der obere Winkel des Schulterblatts der Wirbelsäule, während der untere sich von den Rippen abhob und das ganze Schulterblatt um einige cm. in die Höhe rückte. Seitliche Hebung des Armes bis zur Hochstreckhalte konnte ganz leicht ausgeführt werden; also betraf die Lähmung nicht den Serratus. Als das Kind nach etwa $6^1/_2$-monatlicher Behandlung — die aber vorwiegend gegen die Skoliose gerichtet war — die Anstalt verliess, konnte es die Schulterblätter, wenn sie durch fremde Hand einander genährt und gleich hoch eingestellt waren, festhalten; die Einstellung derselben durch eigne Muskelkraft gelang ihr aber nicht jedes Mal, nur zuweilen.

Druck von Metzger & Wittig in Leipzig.

FSC
www.fsc.org
MIX
Papier | Fördert
gute Waldnutzung
FSC® C083411

Zeitfracht Medien GmbH
Ferdinand-Jühlke-Straße 7
99095 Erfurt, Deutschland
produktsicherheit@kolibri360.de